远离性早熟，
妈妈有办法

[韩]高时焕/著
衣秋萍/译

中国妇女出版社

图书在版编目（CIP）数据

远离性早熟，妈妈有办法 /（韩）高时焕著；衣秋萍译. -- 北京：中国妇女出版社，2016.3
ISBN 978-7-5127-1246-1

Ⅰ. ①远… Ⅱ. ①高… ②衣… Ⅲ. ①儿童—性发育—发育异常—防治 Ⅳ. ①R339.2

中国版本图书馆CIP数据核字（2016）第007161号

우리 아이가 너무 빨리 자라요 My child grows very fast
Copyright © 2013 by 고시환高時煥
All rights reserved
Simple Chinese Copyright © 201x by China Women Publishing House
Simple Chinese language edition arranged with SEOUL CULTURAL PUBLISHERS, INC through Eric Yang Agency Inc.

远离性早熟，妈妈有办法

作　　者：〔韩〕高时焕 著
译　　者：衣秋萍
责任编辑：路　杨
封面设计：柏拉图
责任印制：王卫东
出版发行：中国妇女出版社
地　　址：北京东城区史家胡同甲24号　　邮政编码：100010
电　　话：（010）65133160（发行部）　65133161（邮购）
网　　址：www.womenbooks.com.cn
经　　销：各地新华书店
印　　刷：北京通州皇家印刷厂
开　　本：150×215　1/16
印　　张：17
字　　数：140千字
版　　次：2016年3月第1版
印　　次：2016年3月第1次
书　　号：ISBN 978-7-5127-1246-1
定　　价：38.00元

版权所有·侵权必究　（如有印装错误，请与发行部联系）

自序 PREFACE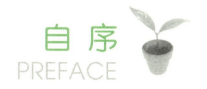

过早成熟的孩子们

20世纪90年代中期,我踏上了从医这条路,成为一名研究儿童内分泌的专科医生,到现在已经将近20年。那时候,作为一名小儿内分泌科医生,我大部分都是治疗如甲状腺疾病、儿童糖尿病、儿童肥胖症等和儿童生长有关的疾病,但自从进入21世纪,来诊疗室接受治疗的孩子中开始出现一两个性早熟疑似病例。之后,仿佛是一瞬间的事情,来医院就诊的性早熟患儿数量显著增加。

在近20年的工作时间里,我致力于对性早熟诊断、治疗以及治疗效果的研究。其实,在我刚成为儿童内分泌专科医生时就接触过性早熟病例，其大部分都是受遗传性因素影响而出现性早熟症状的患者，这些孩子的父母在其儿童期比同龄人过早出现第二性征发育，孩子也因此受到了影响。

令人感到遗憾的是，在当时如果孩子确实是因受遗传性因素影响而患上性早熟，我们只能接受，却无力改变。对于这样的孩子，医生只能对他说："你很健康，没有什么问题。"这样说可以使孩子安心，然后再帮助他们养成正确的生活习惯，以减缓激素的过度分泌，同时根据孩子进入青春期的年龄来制订调节激素分泌的治疗方案。除此之外，别无他法。

然而，在最近的10年时间里，我通过对性早熟患儿的仔细观察和研究，发现引起性早熟的原因较过去有了很大的变化。孩子的生活习惯、饮食习惯、生活环境等方面都可以引起性早熟的发生。

受遗传性因素影响而患上性早熟的孩子，在外部因素（生活习惯、饮食习惯、生活环境）的影响下，性早熟的症状会发展得越来越快，而原本不受遗传性因素影响的孩子也会因此导致体内激素分泌加快，使身体和心理都出现提早发育。这些还没有做好准备去迎接第二性征出现的孩子，内心其实还是个孩子，可身体却长成了大人的模样。

这些孩子毫无准备，无法接受自己身体发生的变化，孩子和父母都陷入了莫名的慌乱中。年幼的孩子突然出现了第二性征发育，在父母的意识当中，怎么可能不是一个巨大的冲击？从某种意义上来说，孩子的父母甚至比孩子更慌乱。

父母无法及时发现孩子身上发生的变化，当突然面对这些变化时又惊慌失措，更别说及时采取应对措施了。很多时候是因为父母的无知，让孩子独自承受这些变化带来的负担和压力。

在我治疗的病例当中，更有一些父母认为孩子提早出现第二性征很正常，所以放弃治疗。这些父母的做法让身为医生的我深感惋惜，同时也更加意识到自己有义务和责任去和这些父母进行充分沟通，帮助他们理解和正确认识儿童性早熟。

性早熟作为一种疾病，有着明确的病因，需要经过必要的检查才能确诊。感冒或积食这样的小病都需要采取明确的治疗措施，更别说可能影响孩子一生的性早熟了。当孩子患了性早熟，请不要置之不理或忽视，一定要及时寻找正确的治疗方法。

我希望更多的父母能够通过这本书了解性早熟，认识到性早熟可以通过诊断被发现，如果及早发现、及早治疗，可以防止或延缓症状继续发展。如果您怀疑自己的孩子患了性早熟，请一定要及时带他来医院进行诊疗，争取及早采取有效的预防和治疗措施。

　　我曾经出版的大大小小的书籍加起来已经有22本了。每一本书出版的时候，我都充满了感激和惭愧。在这里，我由衷感谢让我有机会把自己的理念出版成书的出版社，为了此书能够发行而给予帮助的李智惠营养师、医院的所有患儿家属，以及在运动疗法方面给予帮助的李载焕教练。最后，作为一名爸爸，我想向两个正在健康、快乐成长的宝贝延景和润祥表达我对他们的爱，对辛苦抚养两个孩子长大、为我们的家庭默默奉献的孩子的妈妈说一声谢谢！

目录
CONTENTS

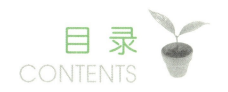

Part 1 孩子身上突然发生的变化
——全面了解性早熟 / 1

性早熟受遗传因素的影响 / 3

孩子性格变急躁，警惕性早熟 / 8

孩子不喜欢吃米饭而喜欢吃面包可能是性早熟 / 11

孩子不愿意去医院怎么办 / 16

骨龄正常就可以高枕无忧吗 / 20

胸部发育过早就是患了性早熟吗 / 23

性早熟在治疗过程中可能会继续发展 / 25

男孩胸部发育明显，警惕性早熟 / 27

低龄留学压力大也能导致性早熟 / 29

孩子突然长高、长壮可能与性早熟有关 / 31

孩子突然肚子鼓鼓，警惕性早熟 / 33

孩子的最终身高难道真的只有160厘米吗 / 35

儿子下体分泌白色液体，让妈妈苦恼不已 / 38

孩子长不高一定是得了性早熟吗 / 40

孩子激素治疗后乳头变大了怎么办 / 43

为什么孩子能摸到乳核检查结果却正常 / 46

进入青春期后尽早治疗也有效果 / 48

Part 2　性早熟会影响孩子的生长发育速度
——性早熟的诊断和治疗 / 51

性早熟患儿第二性征发育过快 / 53

女孩的第二性征发育 / 58

男孩的第二性征发育 / 61

真性性早熟和假性性早熟 / 64

为什么越来越多的孩子患性早熟 / 66

孩子营养摄入不均衡易导致性早熟 / 69

环境激素易引发性早熟 / 72

GnRH——性早熟的诱发因素 / 74

性早熟的诊断标准是什么 / 77

如何自我诊断性早熟 / 86

为什么性早熟的治疗是必要的 / 91

采用激素注射治疗能够马上控制孩子的生长速度 / 94

加强营养管理也是很重要的治疗方法 / 97

Part 3　为什么治疗性早熟会有困难
——对性早熟的误解和真相 / 101

孩子的奶奶不理解性早熟是病怎么办 / 103

孩子长得好好的，接受治疗不是白白受苦吗 / 106

性早熟不是医生的夸大诊断 / 109

只有专业医生才能确诊性早熟 / 113

父母是医生，也并非能正确认识性早熟 / 117

父母不要随意给孩子中断治疗 / 119

民间疗法只能起到辅助治疗的作用 / 122

孩子的监护人如果拒绝让孩子治疗怎么办 / 124

接受治疗后性早熟症状也不一定会消失 / 128

Part 4　孩子的生物钟出了问题，妈妈巧应对

——帮助孩子改善生活习惯 / 133

哪些食物能预防性早熟的发生 / 135

哪些食物能引起性早熟 / 140

如何给孩子补充营养剂 / 144

性早熟的饮食误区 / 150

为什么儿童肥胖是个严重的问题 / 156

肥胖的种类 / 163

儿童肥胖症的预防方法 / 170

对成长有益的运动 / 181

有氧运动能预防儿童肥胖 / 183

球类和搏击运动 / 189

拉伸运动 / 193

运动前的热身 / 197

睡前的拉伸运动 / 201

跟环境激素说再见

——日常生活中的安全守则 / 207

环境激素的种类 / 210

睡眠很重要 / 216

保持正确姿势，能帮助长个 / 219

附录　为孩子制订健康的食谱 / 225

食谱构成的要领 / 226

为孩子制订的30天健康食谱 / 230

妈妈的困惑

孩子丢在洗衣桶里的内衣上竟然有大人身上才有的气味。

看着孩子抓着自己隆起的胸部,一直喊痛、掉眼泪的样子,妈妈的眼泪不知不觉流了下来,真的很担心这些变化会给孩子造成不良的影响,但是妈妈又不敢跟别人讲。

妈妈真的很怕孩子这样继续下去会出大问题。

Part 1

孩子身上突然发生的变化

——全面了解性早熟

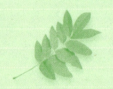

Dr.Koh说

孩子因为个体差异,性早熟的症状也会存在差异。性早熟是由多种因素导致的,所以每个孩子的治疗方法也不尽相同。

性早熟受遗传因素的影响

"孩子的胸部突然就变大了。"

这是曾经有一天,一位妈妈带着她7岁大的女儿来到门诊找我看病时告诉我的。这位妈妈说她最近一直因为孩子胸部发育太快而感到苦恼。果然,即使孩子穿着一件宽松的短袖棉T恤,我还是轻易地一眼就能看出她那隆起的胸部。

听了孩子妈妈的大体描述后,我又观察了一下孩子的脸,发现她的头发和脸部出油现象很严重,而让我印象最深刻的是她那双明显与实际年龄不相符的大脚。孩子的大脚与她稚气的脸庞形成了鲜明对比。

于是,我问孩子的妈妈:"请问您第一次月经初潮是在什么时候呢?"

即使这个问题让人感到诧异和尴尬,孩子的妈妈还是毫不犹豫地回答了我:"我的第一次生理期大约是在上小学5年级的时候。"

这位妈妈看起来将近40岁,所以在她那个年代,因为生活水平、环境因素与现在不同,所以小学5年级(大约11岁)便出现月经初潮就算发育较早了。我认为这个女孩身上出现的一些现象明显是受到妈妈遗传因素的影响。遗传性因素在性早熟的发病中起到不容忽视的作用。

如果父母幼年时较早出现第二性征发育,可能遗传给孩子

如果孩子患性早熟是遗传因素导致的,那么其症状会发展得更快,治疗也会更加困难,但是这并不代表没有有效的治疗办法。遇到这种情况时,我们要采取更积极、更努力的治疗措施。

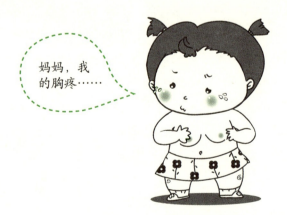

换句话说，即使孩子的性早熟症状发展得再快，只要我们能在发病初期采取适当治疗措施，就完全可以延缓症状的进一步发展。打一个比喻，如果将第二性征发育比喻成射球入门，性早熟症患儿就如同比同龄正常孩子更早地射球入门。

相信有很多时候，当我们走在马路上，看到从身边飞驰而过的车辆便会不自觉地想："像那样开车哪行啊……"孩子的过快发育就如飞速行驶的汽车，如果你只是一味感慨和担心却不采取任何措施也是毫无用处的。要想自己的孩子以和别人家孩子一样的条件、时间射球入门，就应该采取积极措施减慢孩子进球的速度。通过努力，孩子的发育速度一定会减缓下来，尤其是在性早熟征象刚出现时就采取措施，效果会事半功倍。

所以说，家长一旦发现孩子有遗传因素导致性早熟的征象，一定要在症状显著之前尽快带孩子到专科门诊接受检查和治疗。

那么，很多父母肯定会问，有什么办法可以确认孩子有没有受遗传因素影响呢？

方法很简单，就是要明确爸爸和妈妈第二性征发育的时

女孩初潮年龄的变化

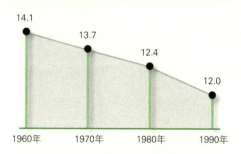

韩国女孩平均初潮年龄的变化（单位：岁）

资料：首尔大学生活系研究院

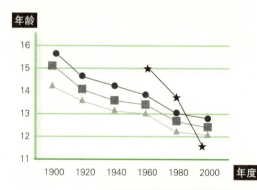

初潮年龄变化

间，可能的话连祖父母、外祖父母也一起确认一下。如果家庭成员中有人第二性征发育出现较早，那么孩子受遗传因素影响而患上性早熟的概率便会增加。这种情况家长就需要特别注意，必要时应带孩子咨询专科医生，并牢记这一点：孩子接受专业治疗的时间早晚会很大程度上影响他今后能否健康地生长发育。

孩子性格变急躁，警惕性早熟

有一天，一个8岁的小男孩因为感冒了来医院就诊。这个男孩无论是从身高还是体形来看，都跟同龄的孩子没有什么不同，看起来非常普通。但是，当我仔细询问时，孩子的妈妈突然抱怨了一句："我们家孩子的性格突然变了，原来很安静、温顺而且听话，现在性格却变得越来越急躁，经常会毫无预兆、莫名其妙地向身边的人发火。"

虽然这只是孩子妈妈几句抱怨的话，但是职业敏感性促使我更深入地问下去。

"请问您的孩子最近是不是经常流汗而且身上气味很重？即使是睡觉之前洗澡了，但早上起床头发又变得有气味了？"

"听您这么一说，我回想起孩子确实头发脏得很快，就算是天天洗，头发也会很快出油而且有味儿。"

经过交谈，我初步判断孩子可能是患了性早熟，但还不确定，所以建议她最好带着孩子做一下检查。孩子的妈妈并不相信我说的话，满脸狐疑地说："我孩子个子不是很高，肚子也不鼓，外生殖器大小也很正常，怎么可能是性早熟呢？"

其实，这位妈妈并不知道，孩子身上气味变重、头发出油明显，是身体已经分泌性激素或者将要准备分泌性激素的信号，再加上这个孩子以前性格那么温顺，现在却变得急躁、爱发脾气，情况着实令人担忧。

对于孩子身体外部的显著变化如睾丸或阴茎变大、长胡子等大人很容易察觉，但是孩子身体内部发生的变化却无法用肉眼观察。也就是说，大人不能因为自己的孩子与其他孩子比较没有明显异常便高枕无忧，因为孩子之间存在个体差异，症状也会不同。

后来，在我的劝说下，男孩的妈妈同意让孩子接受骨龄检查。结果显示，孩子的骨龄比实际年龄提早了1年，同时，性激素检查的结果也显示孩子的激素分泌数值达到了5以上。根据以上两项检查结果，孩子被诊断为性早熟。

因为孩子的身体变化不明显，家长可能就忽略了一些很重要的问题。对于这个病例万幸的是，因为妈妈关于孩子性格突变的一句抱怨，让我及时发现了孩子的性早熟症状。

接下来，我给孩子采取了激素注射治疗，控制了他的发育速度。后来孩子的妈妈终于松了一口气："本来看孩子与同龄孩子比外表没有什么差别，根本没想过孩子会发育异常，差一点就错过了治疗时机，如果是这样，将来孩子的身高都会受到影响，真是万幸啊！"

通过上面这个病例，我想告诉父母们，让孩子及时接受治疗是多么重要。作为父母，你必须拥有一颗细致的心、一双善于观察的眼睛，绝不要忽略孩子身上发生的任何一个小小的变化。

孩子不喜欢吃米饭而喜欢吃面包可能是性早熟

在对性早熟患儿的治疗过程中，我逐渐发现让孩子养成正确的饮食习惯非常重要。临床上我发现一个现象，来医院就诊的性早熟患儿几乎都有一个共同的特点，就是比起米饭更加喜欢吃面包或是饼干，比起家里妈妈做的饭，他们更喜欢吃外面卖的饭。

曾经有一个6岁的女孩来医院就诊。这个小女孩偏食现象十分严重，经常用面包、饼干、糖果、巧克力和橙汁来代替三餐主食。这个女孩的体形属于脂肪比较多的肥胖型，而且与同龄正常女孩不同的是，她的肚子堆满了脂肪和肉，看起来更像大肚便便的中年大老板的肚子。

促使这个孩子来医院的真正原因是她那异常突起的

胸部。孩子的妈妈原本以为孩子是因为变胖了所以胸部才变大，但是后来有一天，当她仔细检查孩子时，发现孩子的胸部竟然能摸到大块的乳核，这让她很担心。

　　这个孩子的父母之前并没有发现自己的孩子和其他同龄孩子相比有多么的不同，而且家庭成员中也没有人患过性早熟，所以孩子现在出现这个状况他们真的无法理解。和孩子父母交谈后，我决定必须弄清楚为什么这个女孩偏食这么严重。我仔细询问孩子平时的生活状态，对于如此简单的问题，孩子的妈妈却犹犹豫豫不知如何回答。这让我很诧异。原来，他们夫妻二人平时工作很忙，所以孩子放学回家后几乎都是由奶奶来照顾，孩子平时的生活状况他们夫妻俩并不是很清楚。

　　不仅如此，他们还说因为平时工作非常忙碌，所以根本没有时间在家里给孩子做饭吃，一般是吃点快餐或是从超市里采购一些速食食品给孩子吃。听到这些话后，我才明白为什么孩子的偏食情况如此严重。

　　大概很多父母都没有认识到，如果经常带着孩子一起去超市采购速食食品，会在无形中影响到孩子的认知，让孩子养成吃速食食品的习惯，孩子便会在正餐时不好好吃饭，而喜欢吃面包、饼干和喝饮料。有的父母因为太忙根本没有时间管孩子，更别说纠正孩子错误的饮食习惯了。他们只会说："跟他说了，他不听。"从而对孩子放任不管，父母们甚至认为如果一直教育孩子反而会引起孩子的厌恶和叛逆。

上面病例中提到的小女孩骨龄检查结果显示她的骨龄比实际年龄提早了2年,性激素检查的结果显示激素分泌数值达到了5以上。通过以上两项检查结果可以诊断这个女孩患了性早熟。但是,最大的问题是,即使这个孩子开始接受治疗,依据其当时的身体状况,疗效可能也不会太好。

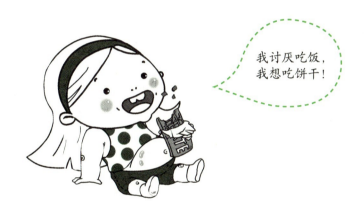

"如果要想尽快取得治疗效果,应该先纠正孩子的饮食习惯。"听了我的建议之后,孩子的妈妈决心努力改善孩子的饮食习惯。由于突然改变饮食习惯可能会让孩子很抗拒,所以,我建议家长不要着急,第一步可以先让孩子慢慢地不吃奶油面包之类的甜面包,而用奶酪面包和土豆面包代替,接下来让孩子慢慢尝试吃一点儿妈妈做的饭。这样一步步地让孩子自然而然地接受"家里饭菜"的味道。

要改变孩子的不良饮食习惯，说到底还是在于父母是否能改变与孩子相处的模式。我时常在想，孩子这么沉迷于饼干、面包这些零食，难道不是因为他得不到父母的关心？孩子总是一个人独处，当感到寂寞、压力大时就爱吃零食。所以，这个女孩的父母商量后决定，即使是少赚一点钱也要多抽出时间陪陪孩子，即使做饭的手艺不是那么好也要亲自给孩子准备一日三餐。

几个月之后，女孩的妈妈来找我时，不住地感慨："原来让孩子吃家里做的饭竟然有这么多的好处。现在孩子不仅变瘦了，肚子也不那么鼓了，连皮肤上的油脂粒都变少了。最重要的是，我现在能准确地知道孩子爱吃什么，能吃多少。以前因为孩子发胖，不敢随意让她多吃东西，害怕稍有不慎就会造成营养过剩。现在就不一样了，因为了解她的饮食结构，我可以随时计算孩子摄取食物的营养素含量和热量，从而防止孩子出现营养不均或因摄取热量过多而长胖。"

这个女孩通过饮食习惯的纠正，身上正在发生着一点一点的变化,如果只是单纯的激素治疗是不会有这么好的效果的。

　　这个病例告诉我们,医生对性早熟作出诊断、制订治疗方案,并给予患儿激素注射治疗,而能为患儿的治疗保驾护航,更快取得治疗效果,使治疗效果更显著的人,却是孩子的父母。

孩子不愿意去医院怎么办

很多孩子总爱装成小大人，脾气倔倔的，认为自己什么都行，但是在父母的眼里，他们仍然是个孩子，依然那么可爱。他们那些自以为很了不起的行为在父母眼里也只是稚嫩的表现而已。试想一下，如果突然有一天你看到6岁的女儿胸部发育得犹如青春期少女的胸部，用手都能摸到较大的乳核时，作为孩子父母，你的心情又该是怎样的呢？这种情况或许所有父母连想都不愿意去想，却每天在我的诊疗室上演。

在这些孩子当中，有一个6岁的女孩子给我留下的印象最深刻。

现在的孩子生活水平普遍提高、发育得都很好，有的孩子只有6岁，身材看起来却像上了几年小学的孩子一样结实，但这个女孩还是与众不同。她的脸看起来比实际年龄还要稚嫩一些，胸部却发育得非常明显，这种巨大的反差让人惊讶。可想而知，孩子的父母要有多焦虑了。

　　这个女孩是在妈妈的陪伴下来到诊疗室的。妈妈告诉我，孩子已经在医科大学附属医院做过骨龄检查，结果显示孩子的骨龄差不多有10岁零10个月，比实际年龄早了4年。孩子被确诊患有性早熟。检查结果让孩子的父母非常苦恼，虽然医生也提出了治疗方案，但考虑到大学医院的气氛有些沉闷，再加上孩子本身不喜欢去医院，他们害怕医院压抑的治疗环境会给孩子造成心理负担，进而影响治疗效果，所以又带着孩子来到了我这里。

在性早熟的治疗过程当中，根据患儿对治疗的态度不同以及接受激素注射的坚持程度不同，治疗效果也是不同的。另外，有必要对孩子的生活进行综合管理，为他提供一个没有压力、能够保持平稳心态的环境。有很多孩子因为医院压抑的气氛而讨厌去医院。所以，我认为，首先不要让孩子认为医院是个可怕的地方，尽量说服他们，使他们相信医院能够帮助他们变得更加健康、更加漂亮。孩子只有心理上接受了医院，才会更好地配合治疗。

如果孩子还没有做好心理准备，抗拒去医院，那么，即使是强迫孩子接受激素注射，治疗效果也不会很好，反而可能会因为孩子的情绪问题导致治疗中断。所以，父母一定要重视这个问题，尽可能想办法先说服孩子，使孩子在没有心理负担的情况下轻松接受治疗。为此，我建议这个女孩的父母可以采用以下的方法：首先，和孩子进行充分交谈，让孩子认识到"医院不是一个恐怖的地方"；接下来，就该是妈妈发挥作用的时候了。如果孩子仍然嚷嚷着不愿意去医院，那么千万不要强迫孩子接受激素注射治疗。可以先从生活方面着手，在孩子无法接受治疗的这段时间内，先通过运动疗法和饮食疗法减缓性早熟症状的进一步发展。幸运的是，通过父母的努力，这个女孩能够充分理解性早熟的治疗并不是一件很恐怖的事情，并开始接受持续性的治疗。

父母不要因为心急就让孩子毫无心理准备地接受激素注射，这样做只会使孩子更加恐慌，觉得打针是一件很恐怖的事情，从而更加抵触去医院。父母要根据孩子的理解程度慢慢解释治疗的重要性，鼓励他克服治疗过程中的困难，打消对打针的恐惧，只有这样才能取得明显的治疗效果，也不会出现治疗中断的现象。

当然，在实际生活中，很多父母因为忙碌的生活节奏，很难抽出充足的时间和孩子进行交流，无法先帮助他们克服心理上的负担，我非常理解这一点。但是，情绪因素对性早熟患儿的治疗有着很重要的影响，帮助孩子和父母建立良好的沟通和交流的平台，作为医生责无旁贷。

骨龄正常就可以高枕无忧吗

骨龄检测和性激素检查是诊断性早熟的重要指标,但检查所得的数值并不能说明一切,因为每个孩子的生长发育存在个体差异。例如,有的孩子发育起来是手先变大,然后腿变长、脚变大;有的孩子是脚比其他的部位先发育变大。尤其当孩子进入青春期后,第二性征发育开始,脚的发育速度会增加。所以,诊断性早熟时应将肉眼观察到的身体发育的变化和各项检查结果结合起来进行综合分析。

有一年夏天,一个7岁的女孩儿来到了诊疗室。这个孩子身体发育明显,让人不敢相信她真的只有7岁。孩子的妈妈说:"我带着孩子到医科大学附属医院做过骨龄检查,结果正常,连医生都说我可以放心了,但是不论怎么看,我都觉得她发育不太正常。我一直在担心孩子还是有问题,所以又找来了这里,希望您一定给好好检查一下。"

我仔细观察这个孩子，发现她的头发散发着很重的气味，而且脸上出了很多油。孩子的妈妈说，早在1年之前，孩子的胸部就能摸到明显的乳核，来就诊前的这段时间，她的手和脚也突然大了许多。他们感到担心和不安，不知道孩子到底怎么了。听完这位妈妈的话，我马上安排孩子做了性激素检查，检查结果显示激素分泌数值在5以上，基本上可以确诊是性早熟了。

虽然没有必要把所有的检查都做一遍，但是一旦发现孩子的身体发育明显异常，就应该多做几项检查，通过分析多项检查的结果作出综合性判断。这不仅有利于帮助医生准确判断孩子的身体状态，还对提出治疗方案、对症治疗起到很大作用。这个病例告诉我们，当孩子身体发育明显异常时，不能只依靠一种检查结果来判断，这样做很可能延误病情。

病例中的孩子在接受了6个月的治疗后，又重新做了一次骨龄检查，检查结果显示骨龄只比实际年龄发育早了1年，后来又持续治疗了6个月，骨龄检查的结果显示和实际年龄一致。经过治疗，孩子身上的气味慢慢消失了，头发不爱出油了，手和脚的发育也正常了。可见，在性早熟发病初期及时采取治疗措施，会取得很好的效果。

这个女孩能够在病症发现早期就接受治疗，进而取得这么好的治疗效果，归功于妈妈细致入微的观察。我们不能只根据症状或一项检查结果就作出诊断，必须结合多项指标进行综合分析。

胸部发育过早就是患了性早熟吗

女孩子胸部发育过早难道都是患了性早熟吗？答案是否定的。我们不能因为孩子胸部发育过早就无条件地断定她患了性早熟。

曾经有一个女孩来找我看病。据孩子的妈妈说，孩子从8岁开始胸部就慢慢地发育且凸出来，但是去医院做了骨龄和性激素检查，结果显示一切都很正常。家长也只能眼睁睁看着孩子的胸部继续这样发育下去。

这个女孩除了胸部凸出这个特征以外，身体其他部位没有任何变化，胸部连乳核也摸不到，我认为可能只是单纯的"体质问题"。因为有时候当人变胖时，胸部也会跟着变大。如果孩子的爸爸和妈妈任何一方属于胸部爱长肉的体质，很可能遗传给孩子。遇到这种情况，除了继续观察孩子的变化之外，没有别的办法。

但是，请一定牢记一点，即使孩子身上没有出现明显的性早熟症状，父母也不能放松警惕。相反，父母平时要细心指导和管理好孩子的生活习惯和饮食习惯，帮助孩子养成爱运动的好习惯，从源头上预防性早熟。如果孩子养成了良好的生活习惯，就相当于踩住了汽车的刹车一样，能够控制好身体的生长发育速度，使自己不会超过"性早熟"这条警戒线，保证能够以正常的生长发育速度长大成人。即使已经患性早熟的孩子，如果养成良好的生活习惯，也能使治疗效果事半功倍。

最后，我还想重申一遍，对孩子身上出现的可疑症状绝不能掉以轻心、放松警惕。管理好孩子的生活，从预防做起，这才是正确的做法。

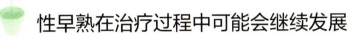
性早熟在治疗过程中可能会继续发展

曾经有一个刚满7岁的女孩也是因为身上的体味特别严重来找我诊治。这个年龄的孩子,如果身上有味,在学校很容易被同学孤立。这个女孩不仅是身上体味重,块头也比其他的同龄孩子大很多。女孩的妈妈说孩子在整个班里面个子最高,体重也比大部分孩子都重。我让这个孩子做了骨龄检测和性激素检查,发现她的骨龄比实际年龄早了3年,性激素数值也很高。

这个女孩在接受了5个月的治疗后,重新做了一次骨龄检测,结果却显示骨龄比实际年龄早了4年。治疗1年之后,骨龄已经是12岁零3个月了。孩子的骨龄发育没有得到控制反而变快了。

遇到这种情况,很多父母会问:"为什么我的孩子一直在接受治疗,骨龄却仍然在不断地增长呢?"

其实这是很正常的,因为激素治疗只是抑制骨龄增长的速度，并不能使骨龄增长停止。而且每个人的体质不同，激素治疗的效果也有很大的差异。有的孩子在接受治疗后短时间内骨龄的增长速度就会恢复正常，有的孩子却要经过很长时间骨龄增长速度才会一点一点减缓。

治疗效果不好会削弱患儿继续接受治疗的意志力，甚至出现中途放弃治疗的现象，使之前做出的努力全部付诸东流。幸运的是，这个女孩并没有因为治疗效果不好而灰心丧气，而是继续坚持治疗。终于，经过2年的治疗，骨龄检测结果为12岁零7个月，这比1年前的检查结果只早了4个月，这个效果是令人满意的。

所以说，很多时候性早熟的孩子即使进行激素注射治疗，骨龄增长和体内激素分泌也不可能马上停止，注射激素只能抑制其发展速度。虽然一次激素注射的疗效很微小，但如果坚持治疗，效果会累积，疗效也会逐渐显现，最终使孩子慢慢恢复正常的生长速度。性早熟治疗的关键就是不放弃，坚持治疗！

男孩胸部发育明显,警惕性早熟

胸部发育是女性的特征,但是有的男孩子胸部也会发育,常见于身体发胖导致的"婴儿肥"现象。如果是学龄前男孩儿在生长发育过程中出现胸部发育显著或能够摸到乳核,则提示可能患了性早熟。

我曾经遇到过一个病例,一个6岁男孩子,与同龄人相比个子非常高。孩子的妈妈个子挺高,但爸爸个子不高,家长还以为孩子的高个儿是遗传因素的作用,但仍有些担心,所以就带着孩子来医院做检查。我发现这个男孩儿胸部发育明显,腹部肥胖症状也十分显著。经过骨龄检查,结果是比实际年龄早发育了2年;性激素检查结果也显示性激素数值很高。这个孩子明显患了性早熟。

性早熟越早发现,治疗效果越好。上述病例中的男孩子，多亏了他的父母能够多角度地看待孩子身上发生的变化，使孩子能够在患病早期及时得到治疗。如果孩子的妈妈只是单纯认为自家孩子个头比同龄孩子个头高是遗传导致的，很可能让孩子错过了治疗时机。

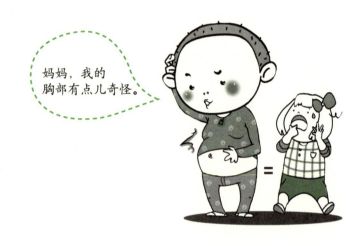

妈妈，我的胸部有点儿奇怪。

低龄留学压力大也能导致性早熟

环境因素会对孩子的身体发育产生较大的影响。孩子心理状态的改变会导致身体出现异常，所以为了使孩子健康地成长，为孩子创造一个安心、舒适的生活环境是非常重要的。

曾经有一个7岁的小女孩来就诊。她的父母告诉我，刚开始女孩的体重比同龄孩子的平均体重要轻很多，所以他们担心孩子是不是比同龄的孩子生长发育晚。当这个女孩后来去加拿大学习期间，身体却发生了很大的变化，不仅体重急速增加，胸部也明显变大，并伴有疼痛。

我让女孩做了骨龄检测，结果显示比实际年龄早了2年，需要接受持续性治疗才行，但是因为家人已经给她做好了继续到国外留学的计划，所以不得已只能放弃治疗。一年半后，我收到了这个女孩家长的一封邮件，信中告诉我女孩的月经初潮来了。

其实，生活环境的变化会给孩子带来很大的压力。就算只是搬个家，换个小区生活，但因为要和新邻居交流接触，要熟悉新的学校，都会让孩子感到巨大的压力。更何况这个病例中的女孩，她是突然到了一个语言、环境、文化和饮食都完全不同的国家，要自己一个人适应国外学校的生活，所承受的压力远远比我们所能想象到的还要大。

孩子的教育固然重要，但是对于正处在生长发育期的孩子，家长不论做什么决定之前都应先考虑一下孩子当前的适应能力和身体状态。如果孩子对当前的情况感到不安，无法适应新的生活，很容易造成身体上的异常，甚至患上性早熟，提早进入青春期。这不仅会阻碍孩子的正常生长发育，还会给孩子的一生留下不可磨灭的伤害。

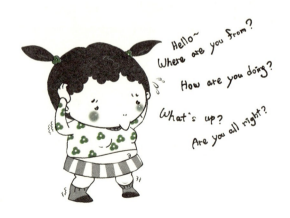

孩子突然长高、长壮可能与性早熟有关

曾经有一个刚满6岁的男孩,因为突然个子增高、体重增加来就诊,从外表观察,说他是四年级的小学生都有人信。陪同而来的妈妈告诉我:"不过一年的时间,孩子身上发生的变化简直令人不敢相信。在这1年里,他的身高增长了13厘米,体重增加了10千克,这孩子长得也太快了!我们仔细观察了孩子的睾丸和阴茎,没有发现什么变化,身上也没有特殊的气味。但是,我们怕孩子万一是得了性早熟,所以赶紧领孩子来医院检查。"

这个孩子经过检查后,发现性激素数值为5、骨龄比实际年龄早了2年,可以确诊为性早熟。庆幸的是,他的第二性征还没发育,此时接受治疗很及时。

一般女孩的第二性征发育早于男孩。病例中刚满6岁的男孩就是因为第二性征发育出现较晚才能够进行早期治疗,若换作一个女孩，可能就会错过早期治疗的时机。

上述病例中的男孩随后立即开始了激素注射治疗。在药物治疗期间，孩子的父母帮助他养成了爱运动的好习惯，并辅以饮食疗法。很快，孩子的体重发生了显著变化，腹部的赘肉消失了，从前像圆月一般的大脸也慢慢变得修长立体起来，再加上出挑的身高，一下子出落成英俊的男孩子。

经过一段时间的治疗后，小男孩对自己外貌上发生的变化也感到非常满意，人也更加自信了，之前因治疗产生的负担和压力也减轻了。后来的治疗中，孩子再也没有拒绝打针，而是保持着愉快的心情积极配合治疗。

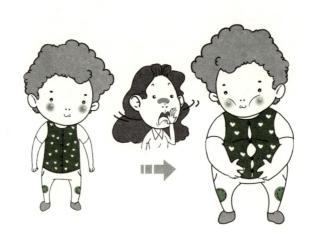

孩子突然肚子鼓鼓，警惕性早熟

曾经有一个7岁的男孩来就诊，当时他穿着T恤，但仍能看到鼓鼓的肚子。这个男孩给我留下的印象非常深刻，因为他不仅个子很高，而且像爸爸一样肩膀很宽，体形看起来像个金鱼饼（韩国的一种风味小吃）。

孩子的爸爸告诉我："孩子原来体形干瘦，但1年前开始变胖，肚子也鼓了出来。不仅如此，在1年的时间里，孩子的身高长高了约8厘米。我们以为孩子就是到了应该长个的年纪，所以对他变胖甚至肚子鼓起来没有警觉，况且孩子的睾丸也没有什么变化，身上也没有什么气味，根本没有考虑是患了性早熟。可是，最近2个月他妈妈闻着孩子的身上有大人的体味儿，我妻子怀疑孩子可能患了性早熟，就赶紧让我领着孩子来医院检查一下。"听了这位爸爸的讲述后，我让孩子接受了骨龄检查和性激素检查，结果证明确实患了性早熟。

一旦怀疑孩子患了性早熟，即使症状不显著，最明智的做法是尽早到医院接受检查。通过检查确切掌握孩子的生长发育程度，有利于性早熟的早期诊断。

　　患上性早熟的男孩，身体的异常变化不一定会很快出现，如果等其已经出现睾丸发育等明显的身体外部变化时再去医院接受治疗，恐怕会很棘手。幸好上述病例中这个男孩及早来到医院接受了检查，才能在相对较短的时间内取得不错的治疗效果，骨龄很快恢复到了正常水平。

　　男孩子的身高在1年之内增长5厘米～6厘米是很正常的，但如果超过这个范围，往往不是值得高兴的事情。我建议应该马上领着孩子做一下检查，特别是当孩子的身高和体重增长异常加快的时候，应马上带孩子去医院就诊，因为有时候父母的想法是错误的，有必要请医生作出专业诊断。

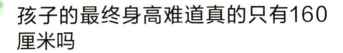# 孩子的最终身高难道真的只有160厘米吗

曾经有一个小男孩去别的医院接受检查,得出"最终身高预测只有160厘米"的诊断,医生还建议马上让孩子进行生长激素注射。预测结果让孩子的妈妈非常沮丧,甚至不敢告知孩子这个结果。这位妈妈很是苦恼,于是带着孩子来到了我这里。

当时男孩已经满5岁了,身高113厘米,高于同龄孩子平均水平,骨龄检查结果已经满8岁了。虽然我怀疑孩子患了性早熟,但除了骨龄检查,其他指标都正常,所以我建议6个月之后再重新检查一次。

我的话让孩子妈妈十分担心,她说:"如果一个男孩的身高连160厘米都不到,将来可怎么办呢?到底是应该跟他实话实说,让他对自己的身高不要抱太大的希望,还是应该让孩子马上接受生长激素注射治疗呢?"

在临床工作中，当遇到无法完全确诊的情况时，与其急着下结论，不如再继续观察一下。无论技术多么先进，青春期之前预测最终身高，也只能是预测而已。待孩子进入青春期之后，每个孩子的特性不同，生长发育程度也会有差异，与之前预测的误差也会很大。要想减少这种预测的误差，只有从第二性征开始发育之后，通过仔细观察孩子的生长发育状况进行预测。

6个月之后，这个男孩再次来到门诊接受了检查，性激素检查结果显示激素分泌数值正常。另外，在这6个月期间，孩子的生活习惯也有了很好的改善，所以骨龄检查结果只比实际年龄早了2个月。

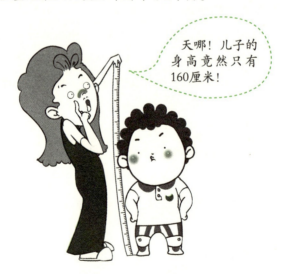

孩子的生长发育容易受环境或生活习惯的影响，所以仅凭一次的检查结果就轻易预测其身高是非常不可取。随意的预测不仅会给孩子带来严重的心理负担，还会给父母造成巨大的精神压力。所以，请一定不要贸然对孩子的生长发育状态下结论，否则反而会妨碍他的生长。

通过这个病例我们应该明白，一名有责任的医生在作出诊断时应该慎之又慎，同时父母在面对这种情况时一定要理性对待。

儿子下体分泌白色液体,让妈妈苦恼不已

患性早熟的孩子第二性征要比同龄孩子发育更早,这种异常往往让父母比孩子还要惊慌失措,尤其是男孩子的妈妈。由于性别的不同,妈妈无法体会儿子身体在生长发育中经历的变化,所以可想而知,妈妈面对儿子第二性征提前发育时会多么惊慌失措。

曾经有一位妈妈带着她刚满8岁的儿子来找我诊治。这位妈妈发现儿子不久之前下体开始分泌一些黏稠、乳白色液体,而且睾丸和阴茎好像有点变大了,形态似成人的。

孩子的妈妈以前从没见过男性生殖器的变化,所以很惊慌。她不了解男性生长期的特征,所以很担心,却无法帮到儿子,心情很沮丧。怀着这种复杂的心情,孩子的妈妈来找我寻求帮助。

对于男孩子来说，如果睾丸慢慢变大，代表着他将正式进入青春期。此时，睾丸的体积约为4毫升，夸张地说，甚至看一眼就会产生"大了"的感觉，如果有这种表现，代表孩子可能要进入青春期了。

这个男孩最大的问题就是，这些生殖器的变化本应该在11~12岁时才出现，他却8岁就出现了。11~12岁的男孩，个子会变高，身体内部也在不断生长发育，体态慢慢变得像大人。这些都是青春期发育的正常表现。

如果一个8岁的孩子出现这些变化确实过早了。站在妈妈的立场上看，她仍然觉得自己的孩子还没有长大，只是一个小孩子，根本没有做好心理准备去接受儿子的这些变化。

这个男孩应该马上接受治疗，同时我们应该努力让他的妈妈认清事实，接受孩子的这些变化，否则妈妈的不安情绪会直接影响到孩子。孩子没有压力、情绪稳定，有利于性早熟的治疗。最后，请父母们一定记住，不论孩子看起来有多么成熟，他始终只是一个孩子，他的健康成长需要父母的密切关注。

孩子长不高一定是得了性早熟吗

性早熟的治疗时机非常重要。我在临床上偶尔见过这样的病例：上小学六年级的孩子看起来却像初中二年级的"大孩子"，经过诊断是患了性早熟。因为这个孩子是进入青春期后才接受治疗，所以错过了治疗的最佳时间，即使立刻给予激素注射治疗，治疗效果是否显著也应视情况而定。然而，即使错过了治疗的最佳时机，父母仍然要让孩子坚持治疗。

曾经有一个12岁的男孩来就诊。这个男孩的身高之前在班里处于上游水平，家长从来没担心过他的身高问题，可就在来诊前的1年开始，个子长得特别慢，好像不再长个了一样。

为此，父母特意买了许多能够帮助长高的营养品给孩子吃，还带他去专业的助高门诊进行检查，但是都没

有很好的效果。也就在那时，孩子的妈妈突然产生了一个疑问："孩子之前个子长得那么快，难道是因为得了性早熟吗？"带着这个疑问，他们带着孩子来我这里接受检查。

正常的孩子一般是在12岁左右进入青春期，身体各部分在这个时期都会开始显著发育。所以，青春期后性早熟的诊断是很困难的。有的父母会说，可以通过检查数值来判断啊，然而事实并非如此。就算诊断出孩子得了性早熟，但在处于青春期的状态下接受治疗，效果未必很好。

分析上述病例，孩子的生长速度之所以会变慢，一个原因是可能患了性早熟，另一个原因是较早进入青春期（但仍属于正常情况）。孩子出现这两种情况，其身高增长年龄都会提前。在临床上我常常会看到，有些孩子在10岁以前个子高于同龄人，但进入青春期或迎来第二次生长高峰时，这些孩子反而不长个了。正常的孩子一般在15岁前后这种"快速生长"的速度才会减慢，之后随着年龄的增长生长曲线接近平稳。

出现上述病例中孩子那样的情况，即使错过了治疗的最佳年龄，但如果仍然来医院接受治疗，也是有可能再长高的。孩子的骨龄如果没有超过15岁，且骨骼线没有完全闭合，依旧存在继续生长的可能性，此时通过注射激素是可以达到促进身高增长的目的的。但是，如果孩子的骨龄超过15岁，并且骨骼线处于完全闭合的状态，即使是接受激素注射治疗，也不会产生很明显的效果。另外，还有一种情况，就是骨龄发育接近15岁，骨骼线没有完全闭合，还有生长的空间，但生长的空间很微小，在这种情况下接受治疗，负担很重同时效果也不佳。这种情况是否治疗取决于孩子的意愿。如果父母从来不关心孩子的身体发育情况，不去主动了解这些生理知识，只是偶尔问一句："你最近多高了？"，孩子的心理也会受到不好的影响，觉得父母只是关注身高这个外在表现。所以，请父母们千万不要忘记：不要只关注孩子的身高，更重要的是孩子是否有一个健康的心理状态。

孩子激素治疗后乳头变大了怎么办

性早熟的治疗一般采用激素注射疗法,但激素注射也会带来一些不利影响,例如,会使脑肿瘤患儿体内肿瘤体积变大;会使肾脏病患儿体内血流量增加,加重肾脏负担;还会诱使体内血糖、甲状腺激素水平发生变化。另外,激素注射部位会产生肿胀或摸到像花骨朵大小的肿块,还可能出现不同程度的过敏现象。

请大家不用担心这些不良影响,现在大部分门诊都会在给孩子注射激素之前进行充分检查和预测,评估孩子可能出现的不良反应。但遗憾的是,即使医院做了这些努力,且告知患者不要过于担心,互联网上仍然到处充斥着关于激素注射副作用的话题和帖子。

在我接触的患者中确实有因害怕激素注射副作用而终止治疗的病例。曾经有一个6岁的性早熟男孩接受激素注射治疗一个疗程后，乳头竟然变大了。孩子的妈妈认为这肯定是激素注射的副作用，不仅对医院产生了不信任感，还表示绝不会再让孩子继续接受治疗。无论我怎么解释，她都不相信，态度也很强硬，后来我了解到原来她通过互联网了解了很多关于激素注射副作用的信息。

我实在没想到这个男孩的妈妈竟然会放弃治疗。性早熟激素注射治疗的原理是抑制性激素的分泌，而不会刺激雌激素和催乳素的分泌。激素注射只能起到抑制第二性征发育的作用，而不会使孩子身上出现女性性征的变化。家长首先应该认识到这一点，并且和医生好好沟通，及时找出原因和解决办法，并和医生一起继续关注孩子乳房的变化情况。而不要像这个病例中男孩的妈妈一样，遇到问题一味听信互联网上的说法，随意终止孩子的治疗，这其实是很危险的。

作为一名医生，面对互联网上关于激素注射的言论经常会感到很无奈，一想到那些错误的信息可能严重误导孩子的生长，真是令人气愤。总而言之，父母的判断直接决定了孩子能否健康成长,请您不要相信互联网上那些毫无根据的传言,而要相信具有专业医疗知识和丰富临床经验的医生,请一定牢记!

为什么孩子能摸到乳核检查结果却正常

临床上经常会碰到有的孩子每隔2~3个月来检查一次,但前后检查结果却不同。因此,如果怀疑孩子患了性早熟但还没有确诊,父母最好每隔2~3个月就带孩子去医院检查一次。当然,如果多次检查结果没有异常,为了节省花费和时间,也没必要反复检查。

曾经有一个7岁的小女孩来就诊。据孩子的父母说,从6个月前,就能在孩子的胸部摸到明显的乳核,但多项检查结果都显示正常,孩子也没有出现性早熟的典型症状。

因为害怕孩子患上性早熟,妈妈对孩子身体的一切变化都有很高的警觉性,即使检查结果显示是"正常"的,她也不安心。孩子的身高、体重都正常,只有胸部出现这样的变化，她认为是不正常的事情，因此每隔一段时间就会领着孩子到医院重新接受一次检查。

就在第3次检查时，检查结果显示孩子的性腺激素数值超过5，骨龄也超过实际年龄1年。正是因为这个孩子定期的检查，才能在体内性腺激素水平刚一出现变化时就被检查出来，从而及时发现了性早熟的征象。

转眼间孩子就会进入青春期，有的孩子上个月身体发育还正常，进入下一个月就会出现迅速生长的现象，所以，让孩子定期接受检查、及早发现性早熟很重要。但是，并不是所有的家长都会像这个病例中的妈妈一样，即使孩子的检查结果正常还会领着孩子再定期进行检查。

性早熟的早期发现、早期治疗非常重要，这不仅能够取得更加显著的治疗效果，而且能最大限度地推迟孩子进入青春期的年龄，使孩子能够恢复正常的生长发育速度。另外，治疗开始得越早，治疗次数就越少，消耗的费用、体力和时间也少，孩子的心理负担也会越小。

进入青春期后尽早治疗也有效果

性早熟激素注射治疗的效果，会因每个孩子的情况而异，最理想的治疗效果就是能对孩子的生长发育产生影响。

不管孩子年龄多大，只要是在进入青春期之前开始接受激素注射治疗，都可以很快取得治疗效果，但是如果是在进入青春期之后才开始接受激素注射治疗，便会影响治疗效果。

打个比方，就好比不用花太多力气就能让行进中的自行车停下来，但是要想让高速行驶的汽车减慢速度，必须花费大力气才行。性早熟治疗时间点的选择也是这个道理。

孩子一旦进入青春期，生长发育速度会变快。激素注射治疗可以阻止孩子过早进入青春期，减缓孩子的生长发育速度，但是如果孩子已经进入青春期再给予激素治疗，是较难恢复到之前的身体状态的。

　　虽然早期接受治疗效果更好，但有一点必须要承认，只要孩子开始接受治疗，都会取得一定的治疗效果。只是根据治疗时间点的不同，疗效不同而已。

妈妈的困惑

我的孩子还这么小,生理期就已经来了。

看到孩子的成长本应感到高兴和欣慰,我却难掩忧虑和担心,这或许是作为妈妈才有的心境吧……

孩子第一次来月经的那天,我真的很想像以前我的妈妈祝贺我"终于长成大人了"那样高兴,但是现在,我的心情很无奈,如果可以的话,孩子能长得慢一点儿该多好。

Part 2

性早熟会影响孩子的生长发育速度

——性早熟的诊断和治疗

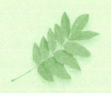

Dr.Koh说

　　性早熟的诊断须依靠专业医生将多项检查结果与孩子的身体变化结合在一起进行综合分析，然后给出准确的诊断，可以说是医生通过手上动作、眼的观察以及大脑分析来实现的。

性早熟患儿第二性征发育过快

女孩乳房发育、生理期来临,男孩睾丸发育等都属于第二性征发育的现象。如果一个孩子第二性征发育的时间早于同龄孩子的平均时间,那么就会被诊断患有性早熟。

根据每个国家、每个人种之间的不同,性早熟的诊断标准也是有差异的。在韩国,女孩在8岁以前,男孩在9岁以前明显出现第二性征发育,就会被怀疑患了性早熟。

当然,性早熟的诊断标准并不是一成不变的,随着时代的发展会不断地变化。过去人们一致认为:如果孩子胸部发育就是患了性早熟,这种判断现在看来很站不住脚。我们不应该仅仅因为某个特定部位的发育就轻易断言孩子患了性早熟。

女孩的变化

乳房发育：乳房开始发育、变大，并且有硬结（乳核），乳晕颜色变深
卵巢发育：卵巢开始排卵，初潮来临
身体发育：臀部变大

男孩的变化

生殖器发育：睾丸、阴囊、阴茎变大
精子产生：开始产生精子并出现遗精
身体发育：肩膀变宽，肌肉发育
其他：开始长胡子并进入变声期

男孩、女孩共同的变化

腋下和生殖器周围出现体毛
头发和腋下等部位会散发出较浓的体味
身体皮脂分泌较旺盛，脸和脖子等部位会长痘痘

♥ 出现不同性成熟度的平均年龄（女孩）

阶段	平均年龄（岁）		
	韩国女孩	英国女孩	瑞士女孩
乳房发育第2阶段	11.00 ± 1.03	11.50 ± 1.10	10.9 ± 1.2
阴毛发育第2阶段	12.86 ± 1.39	11.64 ± 1.21	10.4 ± 1.2
最快生长速度	—	12.14 ± 0.88	12.2 ± 1.0
乳房发育第3阶段	12.60 ± 1.39	12.15 ± 1.09	12.2 ± 1.2
阴毛发育第3阶段	14.15 ± 1.49	12.36 ± 1.10	12.2 ± 1.2
乳房发育第4阶段	14.17 ± 1.52	13.11 ± 1.15	13.2 ± 0.9
阴毛发育第4阶段	15.13 ± 1.27	12.95 ± 1.06	13.0 ± 1.1
初潮	12.80 ± 1.00	13.47 ± 1.12	13.4 ± 1.1
乳房发育第5阶段	15.72 ± 1.13	15.33 ± 1.74	14.0 ± 1.2
阴毛发育第5阶段	16.02 ± 0.91	14.41 ± 1.21	14.0 ± 1.3

♥ 出现不同性成熟度的平均年龄（男孩）

阶段	平均年龄（岁）		
	韩国男孩	英国男孩	瑞士男孩
阴茎发育第2阶段	12.74 ± 1.17	11.64 ± 1.07	11.2 ± 1.5
阴毛发育第2阶段	13.20 ± 1.19	13.44 ± 1.09	12.2 ± 1.5
阴茎发育第3阶段	14.17 ± 1.36	13.77 ± 1.02	13.8 ± 1.1
阴毛发育第3阶段	14.42 ± 1.25	13.90 ± 1.04	13.5 ± 1.2
最快生长速度	—	12.85 ± 1.04	12.9 ± 1.2
阴茎发育第4阶段	15.40 ± 1.30	14.06 ± 0.92	13.9 ± 0.8
阴毛发育第4阶段	15.56 ± 1.22	14.36 ± 1.08	14.2 ± 1.1
阴茎发育第5阶段	16.08 ± 1.04	14.92 ± 1.10	14.7 ± 1.1
阴毛发育第5阶段	15.95 ± 1.03	15.18 ± 1.07	14.9 ± 1.0

女孩的身体变化

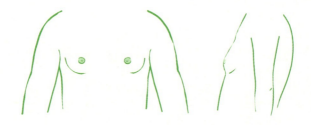

▲ 能够摸到花骨朵大小的乳核,乳晕和乳头的界限变得越来越明确,乳头开始凸出。

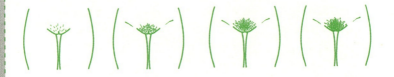

▲ 一般女孩满11岁后,阴毛发育明显且粗糙。

男孩的身体变化

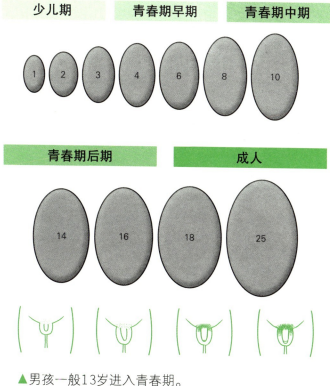

▲男孩一般13岁进入青春期。

女孩的第二性征发育

女孩进入青春期后,卵巢、乳房、子宫、阴道等生殖器官都会发生变化,而且这些变化和体内的激素分泌有密切的联系。

生长发育的第一阶段 指刚进入青春期的阶段。肉眼观察不到身体的变化。此阶段雄激素(androgen)开始分泌,身体慢慢发生变化,一般女孩子是在8~12岁进入这个阶段。

这一阶段的身体变化:乳头向外凸出,但还没有长出阴毛。

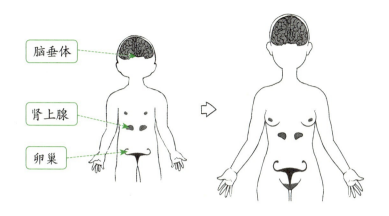

生长发育的第二阶段 随着脑垂体促性腺激素（gonadotropin）的分泌，孩子开始正式进入青春期生长发育。受促性腺激素分泌的影响，卵巢发育并分泌一种被称为雌激素（estrogen）的激素。雌激素的不断分泌会促使乳腺和子宫发育、腋下和生殖器周围长出毛发、身高和体重增加等。这些都是第二性征的表现。一般女孩子是在8～13岁进入这一阶段。

🍀 **这一时期的身体变化**：胸部开始隆起，乳头进一步发育，生殖器周围长出长的毛发。

生长发育的第三阶段 胸部正式开始发育，乳头变大并且颜色发生变化。阴毛变得越来越浓密，腋下甚至会有狐臭味。一般女孩子是在9～14岁进入这个阶段。

🍀 **这一时期的身体变化**：胸部逐渐变大，乳轮变得明显，阴毛变得弯弯曲曲。

生长发育的第四阶段　进入这一阶段后，卵巢的发育尤为明显。卵巢开始准备排卵，初潮也会来临。身高的增长速度会变慢。一般女孩子是在10～15岁进入这一阶段。

🍀 **这一时期的身体变化**：胸部显著变大，乳轮也变得更凸出，阴毛的生长范围扩大。

生长发育的第五阶段　在这一阶段，胸部、子宫和生殖器的形状已具备成年女性的形态，月经会逐渐变得规律起来。孩子的生长发育基本结束，一般女孩子是在11～16岁进入这一阶段。

🍀 **这一时期的身体变化**：胸部进一步变大，乳头也向外凸出来，阴毛的生长程度和成人相似。

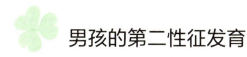
男孩的第二性征发育

女孩一般在8～13岁进入青春期,男孩比女孩稍晚,一般在9～14岁进入青春期。男孩进入青春期后,睾丸、阴囊和阴茎会不断生长,开始产生精子,长出胡须和腋毛,同时阴毛也会变得浓密;另外,皮脂分泌旺盛,爱长痘痘。体味和头发的气味较重,进入变声期。

生长发育的第一阶段　和女孩一样,在这一阶段,男孩身体外部变化不显著。接下来,随着雄性激素的分泌,这些改变才凸显出来。

🍀 **这一时期的身体变化**:没有显著变化。

生长发育的第二阶段　随着脑垂体促性腺激素(gonadotropin）的分泌，男孩的第二性征发育正式开始。睾丸最先发育，随后，睾酮（testosterone）开始分泌。睾酮在男孩的第二性征发育中起着最为重要的作用，随着睾酮的分泌，睾丸和阴囊发育变大，阴毛开始生长，且这些身体外部的变化速度也会变快。一般男孩是在9~14岁经历这些变化。

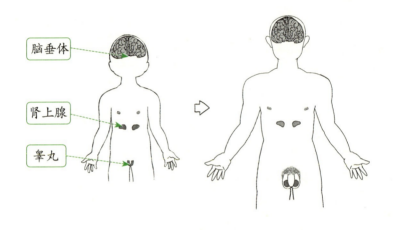

🍀 **这一时期的身体变化**：阴茎和睾丸变大，阴囊颜色变深，阴茎周围长出长的阴毛。

生长发育的第三阶段 阴囊和睾丸变得更大，阴毛变得浓密。肌肉开始发育并进入变声期。一般男孩是在10~15岁进入这一阶段。

🍀 **这一时期的身体变化**：阴茎变得更大并变长，睾丸继续变大，阴毛变得更浓密并且卷曲。

生长发育的第四阶段 阴囊和睾丸继续发育，阴茎的宽度和长度都继续增加，开始产生精子并伴随遗精。腋毛、胡须和阴毛变得更浓密，体味更重。一般男孩在11～16岁出现这些变化。

🍀 **这一时期的身体变化**：阴茎继续变大变长，睾丸不断变大并变黑，阴毛的形态和浓密程度与成年男性基本相似。

生长发育的第五阶段 这一阶段是生长发育结束的时期，从肌肉量和肩膀宽度等方面来看，发育程度基本上与成年男性没有大的差别。一般男孩在12～17岁进入这一阶段。

🍀 **这一时期的身体变化**：阴茎、睾丸的形态和大小，阴毛的浓密程度发育得和成人相似。

真性性早熟和假性性早熟

如果在互联网上搜索关于性早熟方面的信息,我们会发现"真性性早熟"和"假性性早熟"的说法。您可能会问:"性早熟还分是真的或是假的吗?"事实上,这里所说的真性性早熟和假性性早熟是根据性早熟的原因来区分的。

真性性早熟是指下丘脑分泌的GnRH(促性腺激素)刺激脑垂体,使丘脑-垂体促性腺激素(LH/FSH)分泌量增加,LH/FSH又重新作用于睾丸或卵巢,刺激其分泌性激素的现象。(参照74页"GnRH——性早熟的诱发因素"一节)

假性性早熟是指在没有下丘脑和脑垂体的刺激下,由药物等人体外部的因素刺激,导致肾上腺皮质或睾丸、卵巢分泌性激素过多引起第二性征提前出现的现象。

由于原因不同,真性性早熟和假性性早熟的症状也不完全相同。患真性性早熟时,女孩首先表现为乳房发育,男孩则最先出现睾丸增大（体积达4毫升以上）。患假性性早熟时，女孩常表现为多毛、青春痘和下巴长胡须等男性化特征，而男孩则表现为乳房发育、隆起。当然，除了这里提及的这些症状以外，也会出现其他一些情况。所以，只用肉眼来判断是真性还是假性性早熟症是一件很困难的事。

另外，在这里有必要提一下下丘脑错构瘤这种疾病。下丘脑错构瘤（hamartoma）是导致真性性早熟症的重要原因，同时也可能诱发脑肿瘤的产生。所以，患真性性早熟的孩子要警惕脑肿瘤的发生，必要时应做MRI检查。

真性性早熟

GnRH（下丘脑）分泌——刺激脑垂体——LH/FSH分泌量增加——刺激卵巢或睾丸——性激素分泌增加

假性性早熟

环境激素、药物——刺激肾上腺皮质、卵巢或睾丸——性激素分泌增加

为什么越来越多的孩子患性早熟

2011年的韩国健康保护审查评价报告称,至2010年年底,受性早熟困扰的孩子数量比2006年增加了4倍以上。2009年美国食品及药品管理局发表的关于性早熟实况调查报告书中提到,2004~2008年几年的时间里性早熟患病率增长了428%。为什么在这么短的时间内,性早熟患儿的数量会急剧增加呢?

分析原因,主要有以下3个方面:

①如今人们对性早熟的认知率普遍提高,到医院接受治疗的病例越来越多。

②从过去30年到现在,孩子的饮食习惯受西洋化影响越来越深,激素分泌体系发生了改变。

③生活环境发生了变化,很多环境激素影响着孩子的健康。另外,现在的孩子受到各方面的压力要比以前多得多。

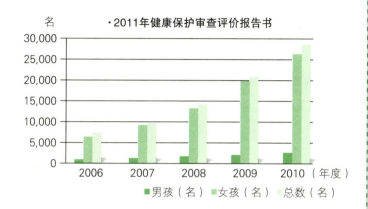

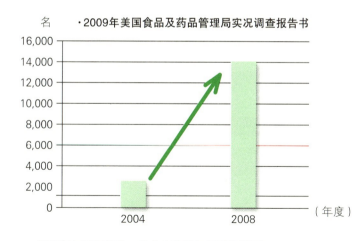

· 2008年与2004相比，患儿人数增加了足有428%。

过去，大部分父母面对孩子的发育异常不以为然，只认为是"我们家孩子可能是有点早熟吧"。这样的例子比比皆是。如今，我们可以通过电视、杂志或互联网的育儿论坛搜索性早熟的介绍，很容易就能了解到有关性早熟诊断和治疗方面的信息。正是因为这些手段和途径，性早熟这一儿童常见病被越来越多的人熟知，到医院咨询和检查的病例数也在逐年增加。

孩子营养摄入不均衡易导致性早熟

性早熟发病率增加，其中一个很重要的原因就是生活习惯的改变。

在过去半个世纪的时间里，现代人的饮食习惯可以说是发生了翻天覆地的变化。这些变化不仅给现代人的健康带来了极大的影响，更重要的是使处于生长期的孩子健康出现异常：过敏性疾病患病率剧增、免疫力低下、体形发生变化（肥胖体质的孩子人数急剧增加），以及引起性早熟等一系列问题。

饮食习惯的变化中表现最明显的是水果、鸡蛋、肉类和乳制品等食物消费的增加。从表1-1中可以看出，这些食物的消费量最少的增加2倍，最多的增加20倍。

在过去，人们多采用的是自然耕种法和自然放牧的形式获得食物。现在，生态产业发生了很大的变化，为了追求生产量的最大化和高效率性，人们研究和采用了多样的农业耕作方式和畜产技术。这些发达的技术给生态产业带来了极大的变化，但同时也造成了大部分产品营养素含量不足的问题。

研究发现，现在我们吃的梨、苹果和草莓等水果，其含糖量和水分含量都比过去有所增加，但所含的维生素和矿物质却减少了，营养元素变得缺乏，比例不均衡。科技发达了，但生产的食物营养含量却下降了，真可谓是搬起石头砸了自己的脚。

人类所吃食物中均衡的营养元素被破坏，给现代人的健康带来了很多的问题，尤其是对适应能力较弱的孩子来说，影响更为严重。

孩子营养摄入不均衡，不仅会对身体健康造成危害，还会影响激素的正常分泌。这样持续下去，容易导致性早熟的发生。

表1-1

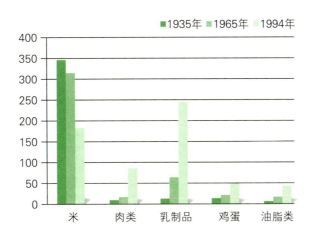

表1-2

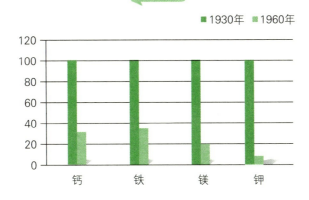

环境激素易引发性早熟

环境激素虽然不是真正的激素,但它却能通过各种渠道进入人类或动物的体内,模拟人体激素,与受体结合,对人体产生作用,妨碍我们本来身体内激素分泌的量,使内分泌系统失调,因此又被称为"搅乱内分泌系统的物质"。如果环境激素被人体吸收,破坏身体机能,健康也会发生异常,孩子的生长发育会受到影响。

孩子的免疫力比较低,如果从婴幼儿时期就接触环境激素的话,会容易患上过敏、哮喘等疾病。环境激素会使孩子的性激素和生长发育激素分泌异常,引起生长障碍和性早熟等问题。环境激素对人体的危害是在1966年被发现的。当时在美国的马萨诸塞州,一个10岁的少年因受环境因素影响得了癌症,这是多么可怕的事实啊!

有人会问我，到底怎样才能使我的孩子避免受到环境激素的影响呢？最好的办法就是尽量避免让孩子吃含有环境激素的食物或接触含有环境激素的产品。环境激素会通过空气和土壤被人体吸收，所以生活在大城市里，一点都不接触到环境激素是根本不可能的，但最起码我们应该尽量做到避免孩子通过口摄入环境激素。

我们应该尽可能挑选一些不使用农药或防腐剂的农产品食用，避免经常使用食品保鲜膜、塑料饭盒，尽量不喝罐装饮料和塑料瓶包装的饮料。如果不得不用，也要选择那些经过卫生安全监测的产品。

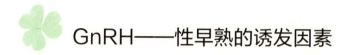
GnRH——性早熟的诱发因素

在这一部分,我想和大家讨论一个比较专业的医学性话题,就是性早熟的"发病机制"。

很多父母都很难接受孩子会患性早熟的这一事实。如果孩子的性早熟症状明显的话,父母更容易接受一些,但是如果症状不显著,很多父母是不愿意甚至不相信孩子会患这种病的。

性早熟的发生与下丘脑密切相关。下丘脑是调节我们身体内部激素分泌的部位,其分泌的"促性腺激素释放激素"(Gonadotropin Releasing Hormone,GnRH)能够刺激性腺激素分泌。前面我们提过,随着GnRH的分泌,孩子便进入青春期了。可以说,GnRH在孩子的生长发育过程中扮演着非常重要的角色。

然而，在孩子进入青春期之前，其体内的神经细胞一直在抑制GnRH的分泌。打个比喻，就相当于在神经细胞上安装了一个刹车系统，踩下刹车就是抑制GnRH的分泌，使其在时机还没有成熟的条件下不要随意分泌。孩子一旦进入青春期，神经细胞上的这个"刹车系统"才会慢慢松开，GnRH开始分泌。

从分泌量方面来看，GnRH也和其他激素有所不同。GnRH不像其他激素一样一直持续地分泌，而是瞬间性分泌，然后停止，即脉冲式分泌，就如同涨潮和落潮的波涛形态一样。

GnRH的脉冲式分泌刺激着位于其下面的垂体细胞，促进垂体细胞分泌释放黄体生成素（Luteinizing Hormone，LH）和促卵泡成熟激素（Follicle Stimulating Hormone，FSH）。也就是从这个时候开始，孩子的第二性征开始发育。

随着雄性激素分泌活跃，男孩子会开始经历像睾丸变大等一系列的身体变化。女孩子随着雌性激素的大规模分泌，乳房逐渐发育、出现月经初潮等。

通过以上说明，我想大家会很容易就明白，要想预防孩子患上性早熟，父母就必须充分了解到底是什么原因会影响

GnRH的分泌呢？

影响GnRH分泌的因素有很多，其中影响最大的首推"遗传性因素"，其次是健康状态、营养状态、环境因素等，另外还有极大的心理压力或不良的生活习惯。在GnRH准备分泌的时候，如果受上述因素的影响，容易出现分泌异常从而诱发性早熟。

性早熟的诊断标准是什么

如果您的孩子在第二性征即乳房或睾丸明显发育之前,特别是女孩满5～6岁、男孩满6～7岁时,出现脚变大、头皮出油、体味大,我建议最好马上带孩子到儿童内分泌专科门诊接受定期的检查。如果条件不允许,也最好能够在1年内进行1～2次检查,最起码可以通过观察孩子的骨龄来筛查性早熟,以判断孩子发育是否正常。

为了能够更加准确地诊断孩子是否患有性早熟,首先要做的就是定期检查孩子的生长发育情况。另外,医生在和父母交流时,有必要掌握他们幼年和青春期的生长发育情况,因为遗传性因素对孩子的生长发育有着至关重要的影响。医院对性早熟诊断时用到的最重要的检查就是检测骨骼板发育程度及骨龄的测定、性激素检查。

1. 诊疗室咨询

医生对性早熟作出诊断时，必须在孩子和其父母都在场的情况下才能进行，这是因为医生需要了解孩子的年龄以及准确掌握他出生后到就诊这段时间的生长发育情况。

医生尤其会询问孩子以前是否患有其他的疾病，是否有长期服用特定药物的经历，了解清楚这些对诊断结果很重要；另外，还有必要问清楚孩子平时的饮食习惯及营养状况，以排除饮食习惯诱发性早熟的可能，有利于及时制订改善的对策。

医生要询问孩子的父母及祖父母小时候的发育状态，来确认是否有遗传倾向。除此之外，医生还需要掌握父母对孩子的生长发育的看法和态度，因为父母的心理状态也会影响孩子的治疗效果。

当然，医生也绝不能漏掉对孩子的观察，一定要仔细观察孩子的体形，通过与孩子的对话观察他的性格特点和生活状态，然后根据检查结果综合判断孩子是否患有性早熟。

2. 骨龄检查

医生对孩子问诊结束后，就应该开始进行正式的检查了。首先会对孩子的左手和手腕骨进行X线照射检查，通过检测骨龄来确认孩子的生长到底发展到哪一阶段。

骨龄指的是通过观测骨头的成熟程度来测定身体的生物学年龄，因为实际年龄和骨龄存在不一致的情况，所以当发现实际年龄和骨龄存在不一致的时候，便可以怀疑是身体出现异常了。

如果出现骨龄比实际年龄低的情况，就要怀疑孩子是否存在生长激素缺乏、甲状腺激素分泌不足、库兴综合征或营养不良的状况；相反，如果出现骨龄比实际年龄早的情况，就要怀疑孩子是否患了性早熟、甲状腺功能亢进或肥胖症。

如上所述，对于骨龄的检测是了解和确认孩子生长程度的一把重要的标尺。骨龄检测不仅能够使我们了解到孩子现在处于何种生长阶段，辅助诊断孩子是否患了性早熟，更能帮助我们预测孩子成人之后的身高。

孩子未来的身高，是父母十分关心的问题。鉴于骨龄检测在身高预测方面的重要作用，建议可以让孩子每半年或一年检测一次骨龄。

因为骨龄检测也经常用于预测孩子成人后的最终身高，所以作为父母，如果对孩子的成长十分关心的话，骨龄检查也是一项不能漏掉的检查。这是因为骨龄测定数值不是来源于一次的检查结果,而是要通过多次测定得到的数值累计后计算得出的。

第一次进行骨龄检查时,需要将结果和同龄孩子的平均值作比较,以判断骨骼发育的年龄到底是快了还是慢了,从而推测出孩子处于何种生长阶段。但是,从第二次检查开始,比较方式就不同了,不是再和同龄孩子的骨龄作比较,而是和第一次的检查结果作比较。

所以说,即使第一次检查结果显示骨龄提前,而第二次检查结果发现与第一次相比,孩子的骨龄并没有多少变化,这种情况就不必担忧。相反,如果在第一次检查显示孩子的骨龄处于平均值,但第二次检查显示比第一次骨龄明显提前,这种情况就要引起重视了。这就是为什么我经常会说,孩子的生长是一个持续的过程,并不能仅依据一次检测结果就盲目下结论,要经过一段时间的跟踪、观察才行。

对于骨龄的测定,我还想再补充一点。虽然骨龄测定对于性早熟的诊断是一项必不可少的重要检查,但是不能仅仅根据骨龄检测这一个指标判断孩子是否患了性早熟。骨龄检测存在很大误差,必须和问诊、激素测定等检查并行,才能得出准确的诊断结果。

骨龄测定法

　　骨龄测定是指为了测定骨骼发育年龄，通过拍摄手和手腕骨的X放射照片来观察骨骼发育形态的一种手段。很多时候，也被称为"骨骼板照片"检查法。这种测定方法是以在1959年开发的Greulich-Pyle图谱法为基础形成的，通过将患者手及手腕骨的照片和标准样本相比较，测定出较为接近的骨龄。

　　这种检测方法的缺陷是判定结果会根据医疗人员的不同而发生变化。而且每个人的手和手腕骨的成熟程度不同，很难确定一个平均值。所以不能仅仅根据所测定的骨龄多少来诊断孩子是否患有性早熟症，一定要和其他的诊断方法同时进行才可以。

　　作为参考，推测骨龄方法中所用到的手和手腕骨包括桡骨、尺骨、第1·3·5掌骨、第1·3·5近节指骨、第3·5中节指骨、第1·3·5远节指骨、头状骨、钩骨、三角骨、月状骨、舟状骨、大多角骨、小多角骨等20多种骨头。

小时候就早熟的女孩

　　从出生之后，女孩的骨骼成熟速度就比同龄的男孩要快，这也是很多女孩看起来比同龄的男孩成长发育得更快、个子更高的原因，因此，女孩的成熟也会较男孩早上大约两年的时间就结束。之后，以青春期这个时间点为界点，女孩和男孩的成熟速度会完全反转过来。

3. 激素检测

患性早熟的孩子，体内性激素的分泌都会出现异常。对性早熟产生影响的激素种类很多，所以有必要将多种激素检查作为性早熟的辅助诊断。

甲状腺激素和生长激素对性早熟的产生具有很大的影响。在我们身体内起到能量新陈代谢作用的胰岛素也是必须检查的激素之一。另外，生长激素通过肝的新陈代谢后的代谢产物，也是一项重要的检查指标。将被检查孩子的数值与同龄正常儿平均水平作比较，来判断是否异常。

我认为，诊断孩子是否患有性早熟，最优先选择的检查应该是性激素检查。男孩进行睾酮激素检查，女孩进行雌激素检查。如果第一次检查后得到数值达到0.3IU/L～0.4IU/L以上的话，就很值得怀疑了，但这项检查敏感度较低，所以为了获取更加准确的检查结果，有必要进行性腺刺激检查。

性激素并不是24小时内一直分泌的，而是每间隔一段固定的时间就分泌一次，所以性腺刺激检查需要2个小时左右的时间才能完成。具体的操作是：首先注射能够刺激性激素分泌的GnRH，然后每隔15分钟检查一下性激素（LH/

FSH）数值的变化。

一般来说，LH是在注射GnRH后的15～45分钟、FSH是在注射后的45～90分钟达到峰值。在这里，有一点比较特殊，就是性激素数值在青春期之前和进入青春期之后上升速度是不一样的。具体表现在：进入青春期之前数值能够上升到2mU/ml～4mU/ml的水平，青春期开始之后，则会继续增加到5mU/ml的水平以上，再之后，随着青春期不断发展，性激素数值的反应会渐渐变得显著起来。正是因为性激素数值具有如此特性，才可以作为准确测定孩子发育情况的一把标尺。

如果性腺激素刺激检查的结果与骨龄检测、脚的尺寸、身高发育及乳腺或睾丸发育等第二性征发育一致的话，一般可以确诊性早熟。但是，如果临床症状显著，但检查结果得到数值却在5mU/ml以下，就有必要再进行更深一步的跟踪观察。

4. 脑磁共振成像（Brain Magnetic Resonance Imaging，Brain MRI）

大脑异常也可能诱发性早熟。脑磁共振成像检查能帮助确认性早熟是否是由下丘脑错构瘤、脑炎、脑水肿、头部创伤或皮肤纤维瘤、星形胶质细胞瘤等引起的。

相较于女孩，由脑部疾病引起的性早熟更容易发生在男孩子身上。所以，临床上接受脑磁共振成像检查的对象一般是怀疑患真性性早熟的各年龄段的男孩以及6岁以下的女孩。

5. 遗传因素和营养状况分析

性早熟的产生受遗传因素和孩子自身营养状态的影响。到底有无遗传性因素的影响，我们可以询问孩子父母得到确认。通过掌握孩子父母在幼年时期和青春期的身体发育情况，以此为基础来判断有无遗传性因素的影响。

对于孩子自身营养情况的分析则需要更加深入的研究才能实现。父母要确认孩子在一天之内摄取的热量、蛋白质、碳水化合物、脂肪的比例，是否摄取了优质营养素，还有早饭、午饭、晚饭和零食吃的什么及热量摄取比例等方面，以此来评估孩子的营养状况，了解孩子摄取的营养素是否均衡。

6. 毛发检查

我们平时所吃食物中的营养元素并不会被身体全部吸

收。毛发检查可以帮助确认细胞内到底有多少矿物质被利用、体内到底有哪种营养元素被吸收。不仅如此，毛发检查还能检测出采用饮食疗法后体内矿物质是否达到平衡。

矿物质本身也是作用于身体的很重要的营养元素，尤其是在甲状腺激素或副肾上腺皮质激素、胰岛素等新陈代谢和活化过程中担任重要角色。毛发检查可以帮助确认能量的新陈代谢和相关激素的功能。

我们经常可以看到这样的情况，有的孩子只是喝水也会长肉，有的孩子却不管怎么吃也不胖。这并不是我们通常所说的"体质"的问题，而是因为体内能量新陈代谢率不同造成的。利用毛发检查，可以检测体内矿物质平衡情况，得知孩子体内的能量新陈代谢率，进而掌握引起孩子体重过重或体重未达标的原因。

我们每天都会接触很多的环境激素和重金属污染，这些环境激素和重金属在我们体内堆积导致激素分泌异常，进而诱发性早熟。毛发检查也能检测出体内环境激素和重金属的积累程度。

如何自我诊断性早熟

我们经常会说"成熟"这个词语,但事实上"成熟"的程度很难客观地被表示出来。

成熟度并不是靠身高或体重、年龄等客观性的数值就可以测定出来的。每个孩子从出生的那一刻开始到满21岁,一直经历着不断变成熟的过程。在这个过程中,不仅有身高不断增长、体重不断增加的外形上的成熟,也有用肉眼无法观测到的心脏功能、肝脏功能、肾脏功能、免疫力、大小脑发育和激素变化等身体内部的成熟。正是这些外部的成熟和内部的成熟同时配合,孩子才慢慢地茁壮成长,成为一个真正的大人。

因此,成熟度仅仅用肉眼来看是无法判断的。有很多孩子之前虽然看起来比同龄的孩子个子高,但随着时间的流逝，生长速度会减慢，最终个子也长不高。相反的情况也有很多。无论如何，孩子能保持一个不快也不慢的"适中的"成熟速度才是最重要的，因此我们应该及时发现孩子的性早熟并进行积极有效的治疗。

如果孩子的性早熟得不到及时治疗，症状在2～3个月就会迅速发展，变得难以控制。所以，父母平时要仔细留意观察孩子的生长发育状况，一旦在孩子身上发现出现了下面中的任何一项，要及时去专业门诊接受检查。

性早熟症自我诊断

仅仅依靠自我诊断是不能确诊孩子是否患有性早熟的,但可以预测出"孩子患有性早熟症的概率比较大"。当孩子出现以下异常情况时,就要到专业门诊接受检查来诊断是否真患了性早熟。

男孩的自我诊断

(1)妈妈或爸爸年幼时较同龄孩子较早进入青春期,或较早就停止生长发育。

(2)孩子从幼儿时期就比同龄孩子生长发育得快。

(3)孩子是腹部肥胖的体形。

(4)脚的尺寸短时间内迅速增大。

(5)个子的生长速度越来越快。

(6)用手触摸鼻子下面、下巴、腋下、腿部、阴部等处有粗糙扎人的感觉。

(7)睾丸的皮肤颜色变黑。

(8)睾丸变大(如果睾丸长径>2.5cm,容积>4ml,就可以怀疑可能是快进入青春期了)

(9)汗液增多、体味变重。

(10)头发出油或出现头皮屑。

(11)长青春痘。

(12)腿部肌肉明显。

(13)对电视、杂志上的异性长相感兴趣,或看到异性会害羞。

(14)与同龄的孩子相比,更爱区分女性朋友和男性朋友。

(15)语言风格变了。

（16）爱反抗大人。

（17）另外，性格上会出现下面的变化：

①说话时很没有礼貌。

②突然出现莫名其妙的烦躁和生气等情感变化。

③突然变得和妈妈不能沟通，而且总是回避和妈妈的对话。

④和爸爸的肢体接触减少了，或者肢体接触的方式较以前发生变化。

⑤比起父母和老师的话，认为朋友的话更重要。

⑥失去了对学习的兴趣，反而多了许多和平时不一样的兴趣。

⑦仅仅因为一些很小的事情就会发脾气。

⑧总是说一些荒唐的话或用一些很夸张的措辞。

女孩的自我诊断

（1）妈妈或爸爸年幼时较同龄孩子较早进入青春期，或较早就停止生长发育。

（2）孩子从幼儿时期就比同龄孩子生长发育得快。

（3）孩子是腹部肥胖的体形。

（4）脚的尺寸短时间内迅速增大。

（5）个子的生长速度越来越快。

（6）用手触摸腋下、腿部还有阴部会有粗糙扎人的感觉。

（7）乳房表面能摸到凸起的乳粒，触摸乳房会有痛感。

（8）乳头和乳晕的界线变得越来越明显，乳晕的颜色也发生了变化。

(9)汗液增多、体味变重。

(10)内裤里发现粘着类似白带的分泌物。

(11)头发出油或出现头皮屑。

(12)长青春痘。

(13)骨盆变宽或体态发生变化。

(14)另外,性格上出现下面的变化:

①变得不爱说话。

②会突然出现莫名其妙的烦躁和生气等情感上的变化。

③喜欢自己一个人待着。

④喜欢和朋友们进行私密对话。

⑤开始在意自己的穿着和外貌,想问题经常很悲观。

⑥对父母买的衣服不满意,想自己独立购物。

⑦变得讨厌和家人们在一起。

为什么性早熟的治疗是必要的

经常有家长会问我:"孩子患性早熟是很大的问题吗?性早熟不就是说孩子有些早熟吗?"

当然,说一个孩子"早熟"并不是说他得了什么致命的疾病,在我们正常的思维习惯中,"早熟"反而是称赞一个孩子成熟稳重、做事老练。但是在这里我们形容孩子"早熟",是指身体上,而不是形容一个人的品格。在孩子的生长过程中,"均衡"发展比什么都重要,一旦孩子患了性早熟症,他的生长发育就会不均衡。

性早熟造成的最严重的问题是生长障碍,这也是全天下父母担心的问题。

孩子一旦患了性早熟,骨骼板早早就闭合了,与正常孩子相比,长大成人后个子长不高的概率会很高。女孩子在生理期来临之后生长发育速度会变慢，一般再长5厘米～7厘米差不多就停止生长了。在我们生活的这个社会中，身高常常成为评价一个人的必备条件之一，因此，如果孩子的身高不高，可能会伤害孩子的自尊心。

性早熟产生的不良影响不仅于此。性激素的快速分泌会导致其他激素分泌异常。激素分泌的均衡状态被打破，孩子患肥胖症和成人病的概率会增加。

性早熟对孩子的精神方面也会产生很深的影响。孩子还没有做好准备就已经拥有了成人一般的身体，他们所感受到的压力远远超过我们的想象。

心仍然是一颗孩子的心，身体却已经长成大人的模样，真的是一件令人烦恼的事情。让我们好好想想吧，孩子还没有具备对自己身体负责的能力和知识，但他们的身体提前发育成"成人的身体"，这对他们产生的影响是多么大啊！

女孩子对怀孕和生育这些事情还根本无法理解，不明白为什么身体会出现这些变化，"生理期"就来了，这会给孩子造成"生理痛"和心理压力。孩子对于自己和别的同龄孩子不一样的身体变化，会感到自卑，性格也会发生很大的变化。同时，如果发现自己"再也长不高"了，孩子会多么失望和有挫败感。

患性早熟的孩子身体发育、性激素分泌和青春期的青少年没什么两样，也会对性产生好奇心。小孩子对性产生兴趣的话，后果难以想象。精神和肉体发育的不均衡、自己身体发育状态和同龄孩子不同的事实，都会对孩子的精神产生很大的影响。

特别是男孩子，如果产生和年龄不相符的性冲动，在接受正常的性教育之前便会通过网络或与别人的交谈形成关于性的错误认知，导致孩子通过错误的方法解决性冲动，甚至引起更严重的问题。

性早熟症产生的影响

（1）孩子因无法接受性早熟带来的身体变化，情绪容易波动。

（2）很难与同龄孩子相处。

（3）由于身体的变化和思考的成熟度不协调，会产生不安的感觉。

（4）身高增长不理想。

（5）通过检查无法确认生理机能的成熟度而产生的不安感。

采用激素注射治疗能够马上控制孩子的生长速度

遗传性因素是导致性早熟的重要原因。如果父母有过性早熟倾向,就要注意孩子是否也会出现这个问题。孩子在进入青春期之前(女孩满8岁之前、男孩满9岁之前)最好去医院接受检查,确认是否患有性早熟。如果患有性早熟,越早接受治疗,治疗效果就越好。另外,请一定记住比起治疗,预防是更重要的。

治疗性早熟的目标就是最大化地抑制性激素的分泌,延缓孩子第二性征的出现,延缓孩子的生长发育速度,使其达到同龄孩子的平均水平。为了达到这个目的,我们经常采取一种被称为"激素注射"的注射疗法。

性早熟治疗中使用的注射激素能够起到抑制GnRH分泌

的作用，同时还能起到抑制性早熟继续发展的作用。

因为这种激素不是我们体内自然产生的，而是通过人为的方式注入，所以如果不能定期注射的话，其效果会大打折扣。性早熟激素治疗周期为28天，而且要持续治疗2～3年才能看到显著效果。

当然，每个孩子的情况不同，激素注射疗法效果也是不同的。孩子受遗传性因素影响的程度不同、患性早熟的时间不同，治疗效果也会不同。治疗越早开始，效果越好。年龄相同、骨龄越低的孩子治疗效果越好。通常，待女孩到了12岁、男孩到了13岁，即开始进入青春期的年龄，可以不再接受激素注射治疗。有时候根据孩子的生长发育程度，医生可能会给予少量的激素注射，但完全不同于性早熟的治疗方案。

虽然都被称为"激素注射"治疗，但在治疗性早熟时使用的"激素注射"和在帮助身高增长时使用的"激素治疗"是完全不同的。性早熟治疗过程中使用的抑制性激素分泌的激素对孩子的身高不会产生影响，所以，如果想帮助孩子增加身高的话，可以一同接受生长激素的注射治疗。

当然，虽然希望孩子长高个，也不是什么情况下都有必要同时进行治疗的。如果在性早熟开始治疗的时候，孩子的身高已经超过同龄人平均身高或预测孩子成人后的身高很高的话，就没有必要接受生长激素的治疗了。

相反，如果检查结果显示孩子的预测身高非常矮或骨龄比实际年龄发育早很多，我建议在进行性早熟治疗的过程中，要同时接受生长激素注射治疗。

加强营养管理也是很重要的治疗方法

在治疗性早熟的同时必须加强孩子的营养管理,纠正孩子的不良饮食习惯。

营养的均衡摄取十分重要,所以我建议不要让孩子经常只吃面食、白米饭,或者常吃方便面、零食、甜食以及快餐食品,应该选择营养元素含量均衡的天然食物,并为孩子制订科学的食谱。

营养元素中最重要的就是蛋白质。为了孩子能正常生长发育,尤其要注意动物性蛋白质的摄取量。动物性蛋白质里含有生长发育所需的必需氨基酸。家长要让孩子能够正常生长和发育、维持良好的体形、养成科学的饮食习惯,要搭配好食物中动物性蛋白质和植物性蛋白质的比例。

如果孩子过量摄入快餐、速食食品及市场上卖的饮料和零食，不仅会导致体内营养不均衡，还容易受到环境激素的危害。正如我们前面提到的，虽然现在人们的生活水平提高了，但只要孩子经常吃一些不健康的食物，环境激素势必会随着这些食物进入他们的体内，给他们的生长发育带来负面的影响。孩子受环境激素影响有多大可以通过毛发检查得到的重金属数值得以确认。

妈妈的困惑

孩子在医院被诊断患有性早熟。

医生说只要接受治疗就没有关系,让我们安心。

但是孩子的爸爸却觉得,为什么要进行治疗?即使不接受治疗也会没有事的。

如果听医生的话,我和孩子他爸可能就会因意见不合而吵架;听孩子他爸的话,我担心孩子的生长发育会出现问题……

听医生的也不是,听孩子他爸的也不是,真的是让人左右为难。

"妈妈,如果我长不高,爸爸能负责吗?"看着孩子哭喊的样子,我到底该怎么办呢?

Part 3

为什么治疗性早熟会有困难

——对性早熟的误解和真相

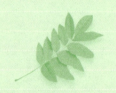

Dr.Koh说

"在治疗性早熟过程中最困难的一点,就是孩子监护人的不理解和不配合。即使是跟孩子的父母解释,只要孩子接受治疗都会恢复正常的生长,但有的父母仍旧固执地坚持'孩子不治疗一样能长大'的想法。甚至有的时候,当需要父母帮助他们的孩子纠正错误的生活习惯时,他们会因为嫌麻烦而放任孩子以前的错误习惯继续发展。父母的这种态度才是对治疗最大的障碍。"

孩子的奶奶不理解性早熟是病怎么办

我曾经接诊过一个身高139厘米、体重39千克的7岁男孩儿。这个孩子的身体已经发育得像一个青少年的身体了,经过骨龄检测和激素检查,被诊断为患有性早熟。一周之后,孩子在妈妈和奶奶的陪同下,再次来找我诊治。

孩子的奶奶一起来诊疗室的原因非常简单,就是为了把医生骂一顿,因为在她的眼里孙子看起来像个"男子汉"一样。

孩子奶奶有这种想法是可以理解的。古代故事里的将军形象,几乎都是在幼年时期就比别人长得快,拥有一副令人骄傲和羡慕的强壮身躯。所以,在奶奶看来,孙子虽然只是个上幼儿园的小孩,却长得像中学生一样,这说明孙子比别的孩子更加优秀。和爷爷奶奶一起生活的孩子经常会出现这种情况。

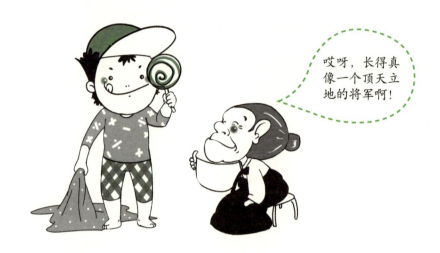

哎呀,长得真像一个顶天立地的将军啊!

　　遇到上述情况时,如果直接告诉孩子奶奶她的想法是错误的,只能起到相反作用。为了让孩子更有效地接受治疗,最重要的就是不要让孩子感到有压力。家人之间的矛盾会加剧孩子的压力和不安情绪,所以,在这种情况下,最好的解决方法就是明确告诉孩子的奶奶,现代社会较以前发生了很大的变化,不能拿以前的经验来看待这件事,希望她能够理解。

　　在过去,我们不需要担心环境激素或饮食习惯会诱发孩子患上性早熟。即使是受遗传因素影响,孩子的生长发育变快,也不会像现在这样,孩子在10岁之前就出现生理期到来或睾丸发育等性早熟症状。在现代社会,情况发生了改变,孩子生长发育太快不再是一件值得骄傲的事情，反而更令人担忧。

打个比方，晚冬时分，当暖暖的阳光照射下来的时候常常会让人误以为春天来了，所以就撒上了种子，虽然种子也会萌芽，但好景不长，往往在春天真正到来之前就停止了生长。人也是一样的，如果时候未到身体就开始发育，终有一天身体的发育会出现异常。

时代发生了变化，我们的认知也应该跟着改变。对疾病的诊疗观点也是如此。用过去积累的常识来诊断当今的疾病是不对的，我们要认清这个事实，严肃看待性早熟的问题，并对其进行积极治疗。

孩子长得好好的，接受治疗不是白白受苦吗

很多人都会问："让长不高的孩子接受激素注射治疗，就一定能长高吗？孩子长得好好的，也注射激素，难道不是让孩子白白遭罪吗？在网上能看到许多抱怨医生的不满情绪，难道真是医生强制正常的孩子去接受治疗吗？"

我们无法在短时间内用肉眼确认性早熟治疗后好转的程度，这是很多家长通过医院的网上公告栏或发电子邮件都会咨询的问题，也是性早熟治疗过程中一个很重要的问题。如果患了癌症，在进行抗癌治疗后，我们可以通过肉眼观察肿瘤变小的程度；如果患了轻微感冒，当咳嗽、流鼻涕、发热等症状消失的时候，自己也能感觉到感冒好了很多，但是想要看到性早熟治疗的效果却需要一段时间。

通过激素注射治疗，可以让性早熟患儿的月经初潮延迟，如果置之不理，孩子的生长发育速度会瞬间加快。但是，父母可能短时间内无法用肉眼观察到孩子的生长速度变慢，所以很多父母在治疗结束后会苦恼地想："这就是接受治疗后出现的结果吗？"

如果接受治疗，就要对医生和治疗方案充分信任

大家可以想一想，汽修师傅给汽车进行定期检查时的情况。技术好、能力强的汽修师傅在怀疑汽车有异常时，会清楚地跟车主解释如果汽车存在异常不修理的话将会产生什么样的严重后果，并对此提出明确的修理建议。车主采纳汽修师傅的建议进行修理，但后来车子"没有出现一点异常"，难道就可以向汽修师傅追究为什么车子没有出现像他说的那样的异常吗？又或者，如果汽修师傅解释说："正是因为我给您的车进行了修理才能一切正常"时，车主难道就可以骂汽修师傅"多管闲事"吗？请想一想，如果当时车主拒绝了汽修师傅的建议，发生了交通事故，那么他再怎么后悔也于事无补了。

性早熟的治疗也是同样的道理。医生具备专业的医学知识和丰富的临床经验，以此为基础对孩子进行诊断，然后根据诊断结果去确定是否需要治疗。

所以，经过医生的治疗，性早熟的症状得到及时遏制，说明治疗是有效的，但一些父母因为肉眼看不到这些变化，就认为孩子本来就应该是这样的，从而忽视医生给予的治疗的重要作用，这实在是让人很无语。

性早熟不是医生的夸大诊断

"为什么说患了性早熟是一个很严重的问题呢?"

"在德国,几乎没人会提到性早熟,为什么在韩国,大家就这么大惊小怪呢?不知道从什么时候开始,大家就一直嚷嚷着性早熟啊,性早熟啊,这难道不是医生的夸大诊断吗?"

以上的问题都是一个曾经居住在德国的患者提出的。虽然每种疾病都有其客观诊断标准,但是每个国家的情况不同,判断标准也会有所差别。每个国家的儿科医生所学专业课程的不同,对疾病的诊断结果也有可能是不同的。

实际上,在2005年之前,除了医院之外,其他地方很少有人提及性早熟这个话题。而且,很多患儿并不是为了检查性早熟而来的医院,大部分孩子都是因为其他的疾病来医院进行多方面的检查后,被怀疑患了性早熟。

为什么进入现代社会,性早熟的发病率较以往增加了这么多呢?原因就在于营养、环境等因素的影响越来越多。另外,媒体也报道现在家长们对性早熟的关注度逐渐提高,因而医院就诊率也逐渐增加。

所以说,性早熟不是医生的夸大诊断。激素分泌异常是性早熟的发病机制,性早熟属于儿童内分泌系统疾病。

即使是这样,还是有很多父母依旧认为性早熟不是病,只是孩子身体上产生的一种"变化"而已,他们仍然纠结于要不要让孩子接受治疗。性早熟治疗的困难之处就在于来看病时可能暂时看不出性早熟到底会给孩子带来什么样的危害,这也是造成性早熟危险性增加的原因之一。

孩子患性早熟,就如同:本应在秋天才能采摘的果实在夏天就掉落;汽车在高速公路上本应以时速100千米的速度行驶,但是却以时速150千米的速度行驶。估计没有一个父母会说"反正孩子现在还没有发生什么事故,有什么好担心的"的话吧。性早熟不仅仅关系到孩子的身高增长问题,还会给孩子身体的生理机能和情绪带来不良影响,请父母们一定牢记这一点。

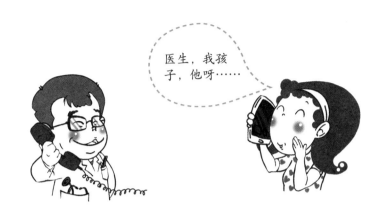

在性早熟的治疗中，最重要的就是选择好治疗的时机以及专业的治疗，同时患儿、父母和医生三者之间建立良好的沟通，彼此信任也是十分重要的。

孩子的监护人不懂医学，即使他们中有的人是从事和医疗方面有关的工作，但也可能因为专业的不同而无法理解。所以，我们对于不了解的领域常常会有很多误解和幼稚的观点。经常会有患者或其家属向医生询问一些幼稚的问题，而不是专业的问题，其实他们只是在寻求心理安慰，这一点可以理解。比起精准的医疗设施的检查结果，他们认为从主治医生嘴里说出的话才是最重要的。你要知道，对于像性早熟这类慢性疾病的认识，不能仅靠自己的凭空想象或者跟医生的交谈就能解决问题，需要多方面的通力合作，即使医生作出诊断并开出治疗方案，那也是整个治疗过程中的一部分而已。

只有专业医生才能确诊性早熟

"看一眼我就知道是什么病了。"

影视作品中常有扇着破蒲扇的济公道士才拥有只要一看对方的脸就能马上猜出是什么病的能力,其实在现实社会中,具有丰富诊疗经验的专业医生们也具有这种视诊的能力,当然,这种能力仅局限于他们所熟悉的专业领域。

三星医疗院的陈东奎教授是我儿童内分泌学的导师。在我刚刚从事儿童性早熟研究的时候,他曾经对我说过这样的一句话:"在诊疗室待了这么长时间,现在都快成了一个看相的了。"15年过去了,一直从事儿童内分泌系统疾病诊疗工作的我,终于稍微有点儿理解陈教授这句话的意思了。

当然,我说的这种能力并不是一看患者的脸就能自然而然地说出患了什么病。我指的是用真诚的态度与患者沟通,仔细观察患者的脸，集中精神聆听患者说的每一句话。在整个诊疗过程中，不放过任何一个细节并耐心分析其产生的原因。

所以，我想说的是，不对患者进行视诊，只依赖医疗器械的检查数值做诊断，根本称不上真正意义上的"诊断"。性早熟不能只通过拍摄骨骼板照片来判断其骨龄，或只通过性腺刺激检查得出的数值就能确诊。

当然，我们不能否认器械检查的重要性。医生通过视诊，即使已经有了初步的判断，也不能轻易下结论，必须结合器械检查才能确诊。这是每个医生都应该做到的。

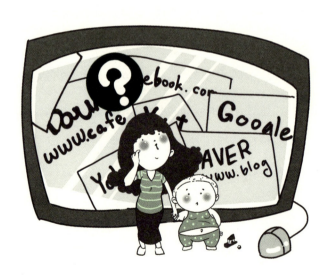

然而，现在网络上充斥着各种各样号称精通性早熟治疗的"道士们"。的确，互联网为大家提供了医院和医生的信息，你可以随时查询，但有一些家长却分享一些错误的信息，以自己孩子为例轻易对别的孩子的情况下结论，还对医生的诊断和治疗方法指指点点，这种做法是很有害的。

这其中，最让人担心的一点就是只通过看检查数据就进行判断。

正如前面所说，检查数据也是诊断性早熟的重要指标，但必须和其他因素（遗传性因素、孩子生活的环境、营养状态、生活习惯等）一起参照才可以。

但是，偏偏有很多父母把自己孩子的骨龄及性刺激检查结果放到网上，征求大家的意见，然后参照别人的留言进行判断。如果网上的说法和医生的意见不一致，就会怀疑医生的专业水平及治疗方案。

父母担心孩子身上发生的变化，想尽一切办法搜集各种信息来判断孩子是否健康，这种做法可以理解。但是每个孩子受遗传因素和生活环境影响的程度不同，生长发育的程度自然也不同，所以即使两个孩子的检查数据一样，他们的情况也不完全相同。同时，不要忘记，只有专业医生才能对检查数据进行科学判断。

重申一遍，诊断性早熟时不能只看数据，必须将数据和孩子的发育情况、受遗传影响程度等众多因素综合起来进行分析判断才可以确诊。数据只是起到辅助诊断的作用。医生首先进行视诊、触诊、听诊检查，然后结合其他数据和因素进行综合分析。我希望父母能够理解这一点，检查数据固然重要，但是如果没有能够准确解读和判断的医生，这个数据可以说毫无意义。

父母是医生，也并非能正确认识性早熟

"我女儿现在9岁，从去年开始乳房就发育了，而且还能摸到肿块。2个月前开始，孩子总是说胸部又痒又痛，请问这是性早熟的症状吗？"

这个女孩的妈妈因为担心孩子的情况，经常打电话到诊疗室里来咨询，我建议她最好带着孩子来检查一下，以判断是正常发育还是性早熟。遗憾的是，孩子的妈妈拒绝了我的建议。

"如果您的孩子确实患了性早熟，一定要在症状更严重之前接受治疗才行，为了您的孩子着想，最好尽早到医院接受检查。我的意思并不是说您的孩子就一定是患了性早熟，只是让孩子接受检查从而帮助您掌握孩子的生长发育情况，也有利于您以后更好地养育孩子。"我向女孩的妈妈解释道。

后来，在我的不断追问下，女孩的妈妈终于说出了拒绝来医院的理由。

"其实，孩子的爸爸也是一名医生。他说女孩子本来生长发育就快，所以没必要接受什么治疗。我把从电视或网络上了解到的关于性早熟的危害讲给他听，他说我瞎说，而且大发雷霆。如果他知道我背着他领孩子来医院的话，又不知道该怎么发脾气了。"

按理说，如果孩子的父母中有一方是医生的话应该比其他父母更了解性早熟，但事实并非如此，有很多医生父母对性早熟的诊断和治疗不理解甚至反感。这可能是因为和他们自己学的专业不同引起的误解吧。

性早熟被大众了解也不过是近十年的事情。十年前，临床性早熟的病例很少，很多医生根本没有接触过性早熟患儿，如果医生自身又不是儿童内分泌学专业的，那么不能正确认识性早熟就不足为奇了。

像前面提到的这个9岁女孩的情况，我希望孩子的父母不要用自己的专业知识盲目判断，设身处地以一种"父母的心态"来对待这件事情才是最有益的。

父母不要随意给孩子中断治疗

性早熟的激素注射治疗具有间隔性和持续性的要求。我们是通过注射激素来人为地抑制性激素的分泌,所以稍不注意漏掉其中任何一个疗程都会造成性激素短时间内分泌骤增,使治疗前功尽弃。

但是,临床上偶尔会有父母以各种"无法避免的事情"为理由不让孩子按时接受治疗。他们总是以孩子要上补习班、和学校的日程冲突、考试、参加祭祀、出去旅行等各种各样的理由推迟已经定好的治疗日期。我遇到的情况通常都是晚2~3天,但也有过了1~2个周又重新打电话预约的父母,甚至是有的孩子每1~2年才来医院注射一次。

我曾经遇到一个7岁的女孩,因为胸部过早发育来检查并确诊患了性早熟,还好症状才刚刚显现。这个女孩的父母都不太高,预测孩子成人后的身高也不会超过160厘米,如果性早熟得不到及时治疗,可能连这个身高都达不到。鉴于这一点,我建议孩子的父母尽早让孩子接受治疗。

孩子的妈妈听从我的建议,带着孩子到医院接受了3个月的治疗,但是一到孩子放暑假,妈妈以全家要一起出去旅游为由中断治疗。两年之后,我又再次见到这对母女。9岁的孩子身材像个大姑娘。检查结果显示,女孩的性早熟症状进展迅速。

"这次一定要让您的孩子好好接受治疗才行啊!"我说。

按照我的建议,孩子接受了2个月的治疗,但是好景不长,2个月后孩子又因要去留学再次中断了治疗。

我对孩子父母说:"如果现在让孩子放弃治疗真的不行。即使出国了,在国外也可以继续治疗,请您一定要按照我所说的去做。"

但是,孩子的妈妈拒绝了我的建议。

她说:"医生,我觉得不继续治疗也没什么关系,孩子2年后就从国外回来了,等到时候看看情况再说吧。"

2年后的某一天,母女俩果真再次找到我。这对母女看起来和以前大不相同,孩子一脸烦躁的表情,妈妈一直忙着看孩子的眼色。这个女孩在候诊室里对着她的妈妈大呼小叫,一副不耐烦的样子,惹得旁人侧目。

根据孩子的病史以及现在的状态,没必要再重新检查。后来我了解到,孩子留学不到半年,月经就来潮了。现在她的身高勉强刚超过150厘米。把孩子送走之后，这位妈妈一边哭一边开始恳求我。

"求求您给我的孩子进行激素注射治疗吧，我保证从现在开始一定让孩子坚持治疗，请您一定帮帮孩子。"

"这位妈妈，以孩子现在的状态，激素注射治疗效果也不会很好。"

"我知道，就算是没有效果也给她治吧。现在孩子一直埋怨我，说自己长得这么矮都是我造成的，我实在是太痛苦了。"

看到孩子的妈妈失声痛哭的样子，我感触颇多，孩子对她是有多么怨恨啊！而这一切的埋怨和怒火，这位妈妈也只能默默地全部接受。相信大家和我一样能体会到她的心情。

对孩子来说，他们没有权利决定自己是否可以接受治疗，所以如果没有父母的引导和配合，治疗就无法顺利进行。每个月都要接受一次治疗的确很麻烦，但只要错过一次治疗，就会引起无法挽回的后果。请父母一定要牢牢记住这一点，让孩子好好进行治疗。

孩子能否健康成长将左右孩子的一生，请您不要觉得麻烦和有负担，一定照顾好您的孩子，这也是我们作为医生的心愿。

民间疗法只能起到辅助治疗的作用

正如我们前面所说,拒绝让孩子接受激素注射治疗的父母很多。有的父母因为担心激素治疗的副作用而拒绝治疗,有的父母因为无法承担治疗费用而放弃治疗。所以,会有一些父母尝试一些民间疗法。虽然孩子接受治疗的时间越长,家庭的经济负担就越重,但是仔细算一算,有时候民间疗法的治疗费用反而更贵。在这些父母当中,最令人头疼的就是那些将网络上看到的民间疗法直接用在孩子身上的父母。

性早熟是一种由性激素过早分泌导致的疾病,治疗的关键就是抑制性激素的分泌。但是如果性激素分泌过度旺盛,一般的治疗方案是不行的。打个比方,如果只用堆起来的沙袋阻止马上就要被冲崩塌的堤坝,效果是很微弱的。

所以,每当遇到那些一直期待着使用民间疗法就能治好孩子性早熟的父母时，我都会感慨万分。当然，我并不是说使用民间疗法一点作用都没有。不吃刺激性激素分泌的食物，吃一些对生长有益的药材和食物，对性早熟的治疗都有很大的帮助，但是，这些只是配合正常治疗的辅助手段。简单地说，就是在接受激素注射的时候，如果能保持良好的生活习惯，治疗效果会更好；相反，不接受激素注射治疗，仅仅依靠民间疗法，根本阻挡不了性早熟的发展。

性早熟的有效治疗时间非常短，为了孩子的将来考虑，父母一定要遵医嘱采取科学的治疗方法。如果因为采用效果不明的民间疗法，延误了孩子的治疗时机，只会给孩子的成长带来无法挽回的伤害。所以，我希望家长能够理性地判断。

孩子的监护人如果拒绝让孩子治疗怎么办

曾经有一个7岁零3个月的女孩儿，因为胸部发育问题令父母很是担忧。

胸部发育是进入青春期的正常表现。这个女孩出生时体重很轻，才2.7千克，3周岁之前较同龄的孩子生长迟缓。但是，在后来短短的3年时间里，孩子的体重不断增加，来就诊的这段时间尤其长得快。另外，这个女孩的腹部也很肥胖。女孩当时身高是129.8厘米，体重有39.3千克。以100名她的同龄人的平均身高、体重做基准，其身高高于95%的同龄人、体重重于99%的同龄人。手腕X线片检查骨龄比实际年龄早了2年零10个月。

一开始，孩子是和自己的妈妈还有姨妈一起来的医院，后来孩子的奶奶也跟着一起来了。孩子刚被诊断患有性早熟时，孩子的妈妈非常焦急，恳求尽可能提前让孩子接受骨龄和性腺刺激检查的日期，并且一直询问我如果延误了治疗时机的话，孩子是不是会更加危险。这位妈妈对孩子的担忧一目了然，然而孩子奶奶的反应却是"孩子到底有什么不正常的还得接受治疗啊？"于是，我不得不向孩子的奶奶解释什么是性早熟、性早熟有什么危害、为什么必须让孩子接受治疗，等等。但是，事实并不如我所愿，她仍然无法理解。所以说，我认为孩子家长的不理解是治疗中最困难的事情。

有的父母意见会不一致，有的祖父母会不理解，有的父母会听信传言，从而让孩子错过治疗的有利时机，这些例子并不少见。

其实，不仅是在对待性早熟的治疗上，很多成人病如糖尿病、高血压、高血脂，在症状不显著时，治疗最大的困难就是患者本人或家属对疾病不能充分认识。为了帮助他们能够更好地认识疾病的危害，说到底最重要的就是建立医生和患者以及患者家属之间的信任感。但是，我觉得现在韩国的医疗最令人感到遗憾的地方就是，患者大多集中流向大学医院，导致医生和患者之间不能充分沟通。如果患者都集中在一家医院，势必会缩短医生对患者的诊疗时间，最终会导致医生不能细致地观察患者的状态，常常依赖现有的症状和器械检查结果就作出诊断。这样的话,医生根本没有时间详细为患者说明病因,只是告知患了什么病、如何用药物治疗,更没有时间提醒患者要养成好的生活习惯甚至比吃药还重要和有效。这样下去,医生和患者之间怎么会没有距离感?患者和家属也会心里不安,对医生的信任度也会下降。

到底是谁掌管着孩子治疗的权利?

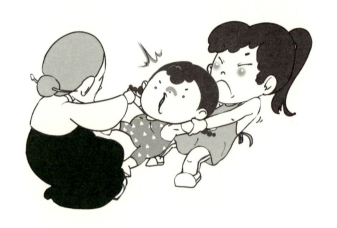

孩子对医疗行为没有判断能力,是否接受治疗要由其父母或监护人决定。问题就出在这里。大人对性早熟的理解程度直接左右了孩子的健康,对这一点医生往往无能为力。即使向他们进行充分说明和解释,但由于先入为主的观念或偏见,使他们与医生产生了隔阂,从而让孩子错过了治疗的最佳时机，留下了终生的遗憾。

　　法律上关于儿童虐待是这样解释的："儿童虐待是指在身体、精神和性方面上给儿童的健康和福利造成危害的或妨碍儿童正常生长发育的成人（包括监护者在内）暴力行为或虐待行为及遗弃和放任（不能尽到妥善保护儿童的行为）行为的总称。"医生指出孩子的问题后，如果孩子的父母独断专行，拒绝让孩子治疗像性早熟这样诊断和治疗时机都十分重要的疾病，其实就是对孩子的遗弃和放任不管。

　　孩子治疗过程中的所有事情都要由大人作决定，医生只能在旁起到辅助作用。对于这一事实，作为一名医生，有时真的会有一种无力感。前面提到的那个女孩，在来就诊后1年就来月经了，又重新到医院来就诊。我询问孩子这一年中的治疗情况，孩子的父母绝口不提，看到他们这个样子，我觉得也没有必要继续问下去了。在对性早熟症的诊疗过程中，掌握孩子过去的治疗情况和服药史是很重要的，这个女孩的父母所表现出来的不合作和不信任，实在令人遗憾。

接受治疗后性早熟症状也不一定会消失

我偶然间在一个论坛里看到一对孩子父母写的文章，心情变得很是沉重。

文章中主要提出了以下3个问题。

（1）为什么孩子一直在接受治疗，但骨龄还是提前呢？

（2）采取激素治疗抑制了性激素分泌，为什么孩子的初潮年龄并没有推迟？

（3）孩子接受了激素注射治疗，会不会反而错过了正常的快速成长期？

看到这些问题后，作为一名医生，与其说对孩子父母满怀歉意，不如说心情很郁闷更恰当，特别是当我意识到"原来孩子的家长并不能和主治医生建立很好的沟通"时，心情更加沉重。性早熟的疗程较长，每个患者之间的差异又大，所以孩子的父母必须经常和主治医生交流，否则会因为一些很小的事情就产生误会，可见医患沟通是多么重要。

上面提到论坛中的孩子父母，如果能和医生进行充分沟通，或许就不会有这些担忧了。下面我对这三个问题解释一下。

问题1：为什么孩子一直在接受治疗，但骨龄还是提前？

要解释这个问题，可以打个比方。性早熟孩子的快速发育，就像在高速公路上超速行驶的小汽车一样，汽车的速度会从时速120千米增加到150千米，甚至180千米。性早熟患儿经过治疗，快速发育的速度会减慢，可能恢复到120千米的正常速度，也可能从150千米降至130千米就不再下降了，这也说明是有显著治疗效果的。也就是说，治疗后孩子的骨骼增长速度会减慢，但未必一定降到正常速度，此时骨龄测量还是提前的。遇到这种情况，孩子家长会感到委屈和不解，他们对治疗效果期待如此之大，无法接受孩子骨龄还是提前这一事实。

另外，根据情况的不同，还会出现孩子即使接受治疗，却没有丝毫反应的情况。如果出现这种情况，重要的是先通过性腺激素刺激检查等分辨究竟是真性性早熟症还是假性性早熟症，必要时考虑让孩子接受脑部MRI检查。

问题2：采取激素治疗抑制了性激素分泌，为什么孩子的初潮年龄并没有推迟？

这个问题的回答和对第一个问题的解释基本相同，在这里我就不重复赘述了。也就是说，经过积极治疗后，可能只是将初潮年龄的提前程度减轻。另外，有一点我想说明一下，通过性激素数值或通过第二性征发育的程度只能预测孩子的初潮时间，并不一定准确。医生对孩子未来初潮年龄的判断，只能通过就诊当下的发育情况来判断。

问题3：孩子接受了激素注射治疗，会不会反而错过了正常的快速生长期？

家长对这个问题的担心，我能够充分理解。性早熟症不仅会给孩子的生长发育带来恶劣的影响，而且有可能会因为抑制性激素的分泌，从而使孩子错过正常的快速生长发育期。但是否真会有这样的后果,还要看具体情况而定。家长也不能因为担忧这个问题,就不让孩子接受治疗,这样做是不对的。

对性早熟症的认识,最重要的就是承认每个人之间都存在差异,以及能否与医生们进行轻松、密切的交谈。在治疗性早熟症的过程中,并不是需要那些高价的医疗设备,而是需要专攻少儿内分泌科的医生所掌握的专业诊疗知识,以及医生能否在治疗的过程中灵活运用最新论文里的医学知识的能力。最后,我还要再强调一下,和医生进行有效的沟通和保持紧密的联系真的是很重要的。

妈妈的困惑

我的孩子吃什么、穿什么才能像别的孩子那样健康地长大呢?

哪些食物孩子不能吃,哪些运动孩子做了对身体有好处……

好奇的东西真的是太多了,请告诉我在生活中帮助孩子改善性早熟症的对策吧!

Part 4

孩子的生物钟出了问题，妈妈巧应对

——帮助孩子改善生活习惯

一、引导孩子正常成长的健康饮食

Dr.Koh对于饮食习惯的提议

我认为，在预防孩子性早熟症和延缓生长速度方面最重要的就是养成正确的饮食习惯、调节好食物的摄取量。

性早熟症的预防从餐桌开始

作为父母，为了保证孩子的身体健康，都希望让孩子吃到"好的食物"。让孩子吃到"好的食物"，说起来容易，做起来难。随着社会经济和时代的不断发展，双职工夫妇变得越来越多，很多孩子吃的食物都是经过加工的食品或者速食品、快餐等。

处在生长发育期的孩子，如果总是吃速食食品或从超市里买来的简易食品，势必会造成营养摄入不均衡等一系列问题。最终不仅会延误孩子的成长，使孩子患上少儿肥胖、少儿糖尿病等成人病，还会使一些孩子过敏性疾病的症状变得越来越严重，甚至导致内分泌系统功能紊乱，从而患上性早熟。

哪些食物能预防性早熟的发生

"好的食物"是指用从大自然中获取的天然材料制作成的食物,也是指那些没有任何添加剂、由妈妈亲手制作的食物。另外,好的食物也指全家人和和美美地聚在一起,一同愉快享受的美食。

慢食食物(slow food)

慢食食物从字面上来理解就能看出它是快餐的反义词。和点餐之后马上就被呈上来的快餐正好相反,那些需要花费较长时间才能做出的食物才被称为慢食食物。韩餐大部分都属于慢食食物。就算做一道简单的凉拌豆芽,从开始准备食材,到精心制作,也需要花费一定的时间。

慢食食物的优点就在于它所使用的优质食材。优质的食材，一定是不含添加剂、没有农药残留、非转基因的食物。在对食物烹饪的过程中，要最大限度地保留食材的原汁原味。这样制作出来的食物不仅会为孩子提供优质的营养物质，有利于孩子健康成长，还会促进孩子的味觉发育，同时对孩子大小脑的进一步发育有很大帮助。

● 代表性的慢食食物

在韩餐中，狭义的慢食食物一般是指像泡菜、大酱类、奶酪等这些经过长时间发酵形成的发酵食品或贮藏食品。从广义上讲，慢食食物就是那些妈妈亲手为孩子做的食物，而不是在市场或超市买的速食食品。

含有丰富矿物质和植物纤维的蔬菜、水果

肥胖的孩子容易患性早熟，所以为了使孩子保持合理的体重，应该让他们从小养成多吃蔬菜和水果的好习惯。蔬菜和水果中含有的植物纤维不仅能够促进肠道蠕动，还能够帮助体内毒素和代谢废物的排出。除此之外，多吃蔬菜和水果还能使人产生饱腹感，防止因过多摄取食物而导致的体重超

标。蔬菜和水果中含有的丰富矿物质能够预防营养不均衡，保证孩子在体内营养均衡的条件下健康成长。

如果孩子不愿意吃蔬菜，不妨尝试以下做法：

炒饭：将各种蔬菜切碎，与米饭一起炒就做成了炒米饭。米饭的香味和各种蔬菜的香味相融合，闻起来更诱人，即使是讨厌吃蔬菜的孩子多半也喜欢吃炒米饭。

咖喱蔬菜饭：咖喱有一种特殊的香味，将各种蔬菜和米饭混合在一起做成咖喱蔬菜饭，也会引起孩子的食欲。

汉堡包：很多孩子都喜欢吃汉堡包。汉堡包里不光有肉，还有蔬菜，蔬菜也浸入了肉汁的味道，因此孩子吃起来会感觉更香、更爱吃。

蔬菜汤：将蔬菜切碎或者用榨汁机榨好的蔬菜做成蔬菜汤，因为改变了蔬菜的原有形态，孩子常常意识不到自己是在吃蔬菜。

混合果蔬汁：将孩子们喜欢的橙子、苹果或香蕉等水果和讨厌吃的白菜、西蓝花、胡萝卜等蔬菜放在一起榨汁。甜甜的水果味道会掩盖住蔬菜的味道，孩子会更喜欢喝。

动物性蛋白质

现代社会,很多孩子并不是营养过剩或营养不良,而是营养摄入不均衡。孩子要想健康成长,除了保证每天摄入需要的热量以外,更重要的是调节好蛋白质、碳水化合物、脂肪的均衡摄入,以及维生素、矿物质的摄取比例。在蛋白质的摄入方面,要注意动物性蛋白质和植物性蛋白质的比例;脂肪摄入方面,要注意不饱和脂肪酸和饱和脂肪酸的均衡摄取。

蛋白质对于孩子身体的生长发育起着非常重要的作用。蛋白质是构成组织细胞的主要材料。人的大脑、神经、皮肤、肌肉、内脏、血液,甚至指甲、头发都是以蛋白质为主要成分构成的。所以说,蛋白质是构成生命的基本物质。

但是,近年来随着人们对健康和瘦身的关注度的提高,有一种观念提倡饮食中回避动物性蛋白质。越来越多的人形成了"素食主义=健康的饮食习惯"这样的认识,其实这种认识是不对的。

必需氨基酸是我们身体所需要的必不可少的营养成分,但是必需氨基酸在人体内无法合成,必须从食物中摄取。

动物性蛋白质如肉类、鱼类和乳制品是必需氨基酸的主要来源。所以，孩子有必要适当吃一些含有动物性蛋白质的食物，以保证机体内必需氨基酸的摄入。当然，有一些情况除外，例如孩子因患病或控制体重需要控制饮食的时候，也不能盲目地摄入动物性蛋白质，这时候可以通过改善烹饪方法、控制食物摄入量等方式保证营养的均衡摄入。

哪些食物能引起性早熟

速食食品和快餐

速食食品和快餐又被称为垃圾食品。因为垃圾是指废物或破烂之类的东西,所以用垃圾食品这个具有强烈贬义的词语来形容速食食品和快餐,是多么形象啊!

很多速食食品和快餐食物中热量、脂肪和盐分含量多,但维生素、钙、铁、磷等孩子生长发育必需的营养物质含量少。孩子长期吃这些食物,容易造成体内营养失衡,影响生长发育,导致性早熟的发生。另外,高热量、高脂肪的食物容易导致少儿肥胖症和少儿糖尿病的产生。

1. 反式脂肪酸的问题

很多速食食品和快餐主要的危害是其含有大量的反式脂肪酸。反式脂肪酸虽然在自然状态下也能存在，但大部分是在制作油炸食物的过程中产生的。像大家所熟知的橄榄油、葵花子油、玉米油、豆油等植物性脂肪经过高温加热的话，就会产生反式脂肪酸。

反式脂肪酸摄入过多会使体内低密度脂蛋白（LDL）含量增加，诱发少儿肥胖症；另外，还会妨碍血液循环，使新陈代谢率下降，致使身体内的毒素和废物不能正常排出，引起身体水肿、免疫力低下、发胖等问题。处于生长发育关键期的儿童，过多摄入反式脂肪酸，会对身体健康带来严重危害。

2. 如何减少快餐食品对身体的危害

孩子一旦尝过速食食品和快餐的美味，以后不再吃大概是不可能的了。这个时候，与其勉强孩子戒掉，还不如让他偶尔吃一点儿，这样不会给孩子造成精神上的压力。

快餐中缺乏的营养元素，可以通过其他途径补充，只有这样，才能在一定程度上降低这些垃圾食品给孩子带来的危害，守护好孩子的身体健康。比如说，孩子在吃碳水化合物、脂肪和蛋白质含量过多的汉堡包或炸鸡时，就可以配着沙拉、蔬菜汁或新鲜的水果一起吃。根据孩子所吃食物中缺乏的营养元素的不同，可以搭配不同的营养菜谱。

如果担心孩子会摄取过多的盐分和食品添加剂，我们还可以通过一些方法让这些盐分和食品添加剂尽快排出体外，不在体内堆积。例如，孩子吃汉堡包的时候一般会喝上一杯可乐，如果用牛奶代替可乐，便能够促进过多盐分的排出。另外，如果多吃一些像甘蓝菜、洋葱、胡萝卜、西蓝花、香蕉、苹果等这些排毒效果很好的蔬菜和水果，也会有很大的益处。此外，大部分素食食品都会写明营养元素含量和热量，家长可以事先确认好再给孩子吃。

说了这么多，其实最有效的方法还是妈妈亲自做给孩子吃。如果是妈妈在家里亲手做的汉堡包、炸鸡和薯条，那么孩子不管吃多少，都应该比在外面吃的让人安心很多。

含有谷胶蛋白的食物

对于关注减肥的妈妈来说，会很容易理解这部分内容——良好的饮食习惯包括不能吃太多的含有谷胶蛋白的食物。

谷胶蛋白是小麦、大麦、黑麦等谷物中含量较多的一种蛋白质，对大约55种以上疾病会产生影响，谷胶也俗称面筋。谷胶蛋白摄入过多会引起肚子胀气排不出来、腹泻或便秘等排便异常问题，会导致消化功能紊乱，皮肤变得干燥粗糙或爱长青春痘、身体乏力、有疲劳感等问题。

谷胶会影响人体内激素的分泌，导致激素分泌出现异常或诱发自身免疫性疾病。有研究发现，平时吃过多面包、饼干等面食的孩子，其患性早熟的概率较其他儿童高。

另外，在小麦栽培阶段施用的农药和为了使面粉更白使用的漂白剂、进口面粉为延长保存期使用的防腐剂都能影响人体内激素的分泌。

- **必须准备能够代替面食的食物！**

蛋糕、面包、饼干、比萨、汉堡包、炸酱面等食物可都是由面粉做成的。如果孩子不吃面食，那还有什么可吃的呢？这真是让家长头疼的问题。

不吃面食连大人都做不到，更何况是孩子，如果一味强迫孩子的话，反而会给他造成压力。与其这样，不如在让孩子尽量少吃面食的同时，找一些能替代的食物，如米类食物。当然，也不是一定不能吃面食，如果想吃，一定要选择本地面粉、有机面粉等，至少可以不用担心农药、漂白剂和防腐剂等问题。

如何给孩子补充营养剂

从医近20年,我碰到的家长最关心的问题之一就是让我推荐几种孩子必需的营养剂。

很多韩国成年人每当季节更替的时候都喜欢吃一些"补药"来补身体,所以他们也理所应当地认为在孩子的成长过程中应当配合吃一些补药或营养剂。当然,从孩子的健康方面考虑,家长的这种想法是对的,但问题是这不是单单选择好牌子的营养剂那么简单,你要就孩子的饮食习惯、营养状态或发育状态等方面进行综合评估。孩子并不是营养剂吃得越多越好,缺什么补什么,什么是必需的就补什么才对。

那么,到底孩子必需的营养元素有哪些?我相信最了解情况的就是孩子的父母了。父母应该记录好孩子在一天当中所摄取的热量、蛋白质、碳水化合物、脂肪、维生素、矿物质的比例，动物性蛋白质和植物性蛋白质的比例以及饱和脂肪和不饱和脂肪的比例；不仅如此，还要掌握孩子早饭、午饭、晚饭和三餐之间吃的食物的内容，然后根据记录分析孩子的营养状况，判断孩子是否存在营养元素的缺乏，从而挑选合适的营养剂让孩子服用，只有这样，才能确保孩子的健康。

对孩子成长有益的营养元素

1. 维生素

维生素是人和动物为维持正常的生理功能而必须从食物中获得的一类营养元素，在人体生长、代谢、发育过程中发挥着重要的作用。维生素是个庞大的家族，根据其在人类体内所发挥的作用不同，可以将其分成很多种类。现阶段所知的维生素就有几十种，大致可分为脂溶性和水溶性两大类。能在水中溶解的维生素被称为水溶性维生素，能在脂肪中溶解的维生素被称为脂溶性维生素。水溶性维生素包括维生素B_1、维生素B_2、维生素B_6、维生素B_{12}等，脂溶性维生素包括维生素A、维生素D、维生素E、维生素K等。有研究发现，过多地摄取脂溶性维生素，会产生头痛、恶心等副作用，所以，一定要特别注意。

维生素A，有保护皮肤、眼睛、口腔、肠胃、肺、支气管等黏膜的作用。维生素A多存在于鱼肝油、动物肝脏、绿色蔬菜、银鳕鱼、西瓜、橘子和柿饼等食物中。

维生素B_1，不仅能保护神经系统，还能促进肠胃蠕动，增加食欲。多摄入一点儿维生素B_1也不会对身体造成危害。维生素B_1缺乏时，可引起多种神经炎症，同时体内的碳水化合物无法分解，使乳酸等物质在体内堆积。维生素B_1多存在于猪肉、鳗鱼、鲳鱼、鲐鱼、大豆、豌豆、菜豆、花生、玄米等食物中。

维生素B_2，又被称为核黄素，能促进细胞再生和能量代谢、维持皮肤和毛发的健康、阻挡有害物质在人体内堆积。维生素B_2在动物肝脏、鳗鱼、秋刀鱼、鲐鱼等食物中，尤以海鲜皮、鳄梨、干香菇、牛奶、酸奶、鸡蛋等食物中含量特别丰富。

维生素B_6，有助于保护毛发、皮肤和牙齿的健康，是处于生长期的儿童所必需的一种营养元素，也有缓解过敏症状和降解血液毒素的作用。维生素B_6多存在于鲢鱼、秋刀鱼、鸡胸脯肉、地瓜等食物中。

维生素B_{12}，体内缺乏维生素B_{12}，会影响红细胞中血红蛋白的合成，引起贫血，出现乏力、眩晕症、心悸、气闷等症状，继续发展还会引起抑郁症。维生素B_{12}多存在于牛肝、橘子、秋刀鱼、明太鱼等食物中。

烟酸，属于B族维生素的烟酸是人体内碳水化合物、脂肪、蛋白质进行代谢所必需的营养元素。如果缺乏烟酸，手、脚、脸上会出现炎症表现，还会使人患上一种被称为"蜀黍红斑病"的皮肤病；同时，也会出现食欲减退、口腔炎等症状。烟酸多存在于猪肝、牛肝、鸡胸脯肉、明太鱼、鲂鱼、金枪鱼、花生、玄米、干蘑菇等食物中。

维生素C，有助于增强免疫力，多存在于蔬菜和水果中。草莓、橘子、奇异果、红辣椒、油菜、甘蓝菜等食物中都含有丰富的维生素C。

维生素D，有利于骨骼发育。即使体内钙和锌十分充足，但如果缺乏维生素D，骨骼健康也会出现问题。晒太阳可以帮助体内维生素D的合成，所以如果孩子经常在户外活动，就不用太担心孩子会缺乏维生素D。维生素D多存在于鲢鱼、银鳕鱼、鲐鱼、木耳、平菇、干香菇、鸡蛋等食物中。

维生素E，抗酸性效果非常明显，是最主要的抗氧化剂之一，对患有特应性皮炎等过敏性疾病的孩子帮助很大；除此之外，还能有效改善血液循环、缓解肩膀酸痛、头痛等。维生素E多存在于杏仁、花生等坚果类食物和鳄梨、玉米油、橄榄油等植物性油类等食物中。

维生素K，参与骨骼代谢，是骨骼健康所必需的营养元素。维生素K多存在于绿色蔬菜和海藻类、纳豆、豆油等食物中。

2. 铁元素

铁是参与人体造血的基本原料，在血红蛋白、细胞色素及各种酶的合成、人体生长发育、血液中氧和营养物质的运输方面发挥着重要作用，是人体内非常重要的一种营养元素。如果人体内铁元素缺乏的话，会引起贫血、眩晕症、疲劳、集中力下降、学习力低下等症状。铁元素多存在于动物肝脏、鸡蛋黄、黑豆、菠菜等食物中。

3. 钙质

钙是人体含量最丰富的矿物质，是我们不可或缺的微量元素。体内钙的含量不但关系到骨骼和牙齿健康，而且能够帮助我们提高身体免疫力、调节体重和体内的新陈代谢，在维持肌肉和神经系统功能、凝血功能等方面发挥着重要作用。

因此，在孩子生长发育过程中，一定要保证摄入充足的钙。鲜牛奶、脱脂奶粉、奶酪、酸奶等乳制品和海藻类、豆类、谷类、蔬菜类等食物中都含有丰富的钙质。另外，在吃含有钙质的营养剂时，配合牛奶、海带、甘蓝菜等一起吃，对钙质的吸收很有帮助。

4. 欧米伽-3-脂肪酸

作为不饱和脂肪酸的α-亚麻酸、"脑黄金"DHA、EPA等被统称为欧米伽-3-脂肪酸。欧米伽3脂肪酸有助于促进骨骼的形成和新陈代谢，另外，还能抑制反式脂肪酸的形成，预防肥胖的发生。欧米伽-3-脂肪酸还有活跃大脑和小脑机能的作用，所以，如果能让孩子从婴幼儿时期开始适当摄入的话，能够促进大小脑的发育。坚果类、鱼肉、鱼油和海藻中虽然含有丰富的欧米伽-3-脂肪酸，但是如果只依靠食物这一种途径，是无法摄取充分的欧米伽-3-脂肪酸，建议通过吃营养剂进行补充。

性早熟的饮食误区

"不是说吃××不行吗?"

"原来吃××会促进胸部发育啊!"

关注性早熟的父母经常会相互之间进行信息交流,这些信息有的是对的,但很多和事实不相符,尤其是关于食物对性早熟影响的问题。之所以有这样的疑问,有的是因为对食物成分的怀疑,有的是对食物摄取量的误解,其实摄取量的不同,对人体产生的影响也不同。另外,不能单单看某种食物中有能促进性早熟发生的成分就把它归为不好的食物,这种认识也是错误的。

父母都会小心呵护孩子,但是如果盲目相信那些错误的信息,不仅会影响孩子的饮食结构,还会给准备食物的妈妈造成负担,所以一定要避免走入饮食的误区。

误区和事实1：食用豆制品会引起性早熟吗？

误区：女孩子如果吃太多的豆制品，胸部会明显变大，进而诱发性早熟的产生。大豆中含有异黄酮（女性雌激素），所以最好不要吃豆腐或喝豆奶。

事实：豆制品中含有的大豆异黄酮，是一种植物性激素，它的化学结构与雌激素十分相似，可以作为雌激素替代品。它的这种作用只有在女性雌激素正常分泌的情况下才能发挥。所以，对那些还没有开始分泌女性雌激素的女孩是没有影响的，但是对女性雌激素已经开始分泌的患有性早熟的孩子会造成影响。然而，毕竟豆制品中所含的异黄酮数量有限，而且孩子又不是每天吃很多，只要适量摄入，是不需要担心的。

误区和事实2：吃贝类食物会引起性早熟吗？

误区：在吃海虹、牡蛎、蛤等贝类时，我们通常不会将内脏除去，而是一起吃掉，其含有的成分作用于性腺，促进性激素分泌，进而诱发性早熟。

事实：的确，贝类中含有能促进性激素分泌的氨基酸。如果是已经被诊断患性早熟的孩子，最好少吃贝类。但正常的孩子是可以放心食用的。

误区和事实3：鸡蛋、鸡肉中有催熟剂，吃了会不会诱发性早熟？

误区：现在市场上的鸡都是各种激素、添加剂催熟的，所以，孩子如果从小吃鸡蛋和鸡肉就会患上性早熟。

事实：在韩国，不仅在鸡饲养过程中使用催熟剂的量做出了明文规定，还规定发货前禁止使用催熟剂。另外，市场上一些品牌鸡肉和鸡蛋中几乎没有催熟剂，被认为是安全食品，可以放心食用。但要注意，肉类食物不能摄入太多，否则造成体重超标也会诱发性早熟。

误区和事实4：女孩不可以吃李子吗？

误区：更年期女性可以适当吃李子，因为李子有刺激女性雌激素分泌的作用，但女孩子绝对不能吃，否则容易引起性早熟。

事实：和吃豆制品是一个道理，如果不是性早熟患儿的话，完全可以放心吃李子。另外，李子是一种季节性水果，在李子成熟的季节适当吃一点儿是没问题的。

误区和事实5：吃虾、螃蟹等甲壳类食物会引起性早熟吗？

误区：如果吃虾和蟹等甲壳类，体内胆固醇含量增加，体重也会跟着增加，容易引起性早熟，所以最好不吃甲壳类食物。

事实：众所周知，虾、螃蟹和龙虾等甲壳类食物中胆固醇含量丰富。如果每天都吃一定量的甲壳类食物，体内胆固醇数值就会增加，体重也会跟着增长，但是偶尔适当吃一些是可以的。但是，如果是少儿肥胖或体重超标的孩子，最好少吃。

误区和事实6：卵类食物都不能吃吗？

误区：鸡蛋、明太鱼子、三文鱼子、飞鱼子等卵类食物中都含有能够促进成生长发育的物质，尤其是能够刺激性激素分泌的物质，所以，对于孩子们来说，吃卵类食物会使他们患性早熟。

事实：卵类中含有丰富的必需氨基酸、维生素和矿物质，对处于成长期的儿童来说，适当吃这种含有优质营养物质的食物，对正确的成长发育很有益。但是，已经确诊或怀疑是性早熟的孩子请注意一定不要频繁食用，且每次食用量不宜过多。

这些食物的科学食用方法

上面提到的和性早熟有关的食物,应该怎么吃才正确呢?

限制每次摄入的种类

每次为孩子准备菜谱时,一次只选择上述食材中的一样做给孩子吃,要想让孩子安心吃,最好的方法就是注意不要让孩子吃得过量。以韩餐为例,做蛤蜊的时候避开鸡蛋或鸡肉,煮明太鱼汤的时候就不要放虾或贝类。

限制每次摄入的量

就像"鸡蛋一天吃一个,豆奶一天喝一杯"这样,食物应该吃得适量。如果孩子过量食用,不仅可能会造成孩子体内营养不均衡,也会让孩子养成偏食的习惯,所以请一定注意。

二、妈妈如何帮助孩子预防肥胖

Dr.Koh关于儿童肥胖预防的方法

儿童体重超标或肥胖能引起性早熟,所以控制孩子的体重在合理范围是防治性早熟的重要措施。接下来就让我们一起了解一下在家庭生活中控制孩子体重的有效方法。

为什么儿童肥胖是个严重的问题

不过10年的时间里，性早熟患儿数量急剧增加，专家们发现儿童肥胖率也有所增加。

肥胖会使体内调节脂肪和血糖代谢的胰岛素的功能出现异常，表现为血液中的胰岛素含量增加，体内激素分泌异常，尤其是会造成性激素分泌增加。另外，儿童肥胖不仅会导致性早熟的发生，还能引起许多其他疾病。所以，如果不想让孩子从小就患上成人病、不让孩子忍受不必要的痛苦，防治儿童肥胖是必要的。

儿童肥胖是一种病

很多父母都认为儿童肥胖很常见，根本没有什么可大惊小怪，他们觉得随着孩子年龄的增长，身上的肉自然而然就会减少。而且，孩子现在正是需要长身体的时候，不能因为在意外表、怕变胖就少吃东西，那样对他们的生长无益，所以这些父母对于自己的孩子变胖不以为然。殊不知，孩子一旦患上肥胖症，说明身体已经出现了异常，拉响了健康的警报。

如果对儿童肥胖放任不管，孩子长成大人后患肥胖症的概率很高。成人中大约有1/3的肥胖者从小就是肥胖症患儿。

儿童肥胖易诱发成人病

有很多肥胖的孩子长大成人容易患如糖尿病、高血压等疾病。

与正常体重的孩子相比，超重的孩子能量消耗也高，此时，孩子的心脏会因无法承受突然增加的热量消耗而使体内的血液供给负荷加重，造成心血管系统功能异常，从而使心脏病、糖尿病、高血压、动脉粥样硬化的发病率增加。

脂肪在肝脏分解，体内的脂肪如果堆积过多，也会使肝脏负担加重，损害肝功能，进而引发脂肪肝、肝硬化等病症。再者，脂肪代谢异常会使体内胰岛素分泌增加，胰岛素这种长期大量的分泌，会导致胰岛分泌功能衰竭，引起糖尿病。儿童正处在生长发育最旺盛的时期，骨骼中有机物的比例较大，受力容易弯曲变形，如果孩子突然变胖，就会加重下肢尤其是下肢支撑关节的负担，而下肢长期的超负荷容易造成关节炎、弓形腿或平足。

1. 儿童糖尿病

儿童糖尿病是指体内具有调节血糖功能的胰岛素分泌异常引发的一种病症。血糖含量增加，超过了人体所必需的标准，超过的部分在体内就不能被吸收，而通过小便排出体外。

根据病因不同，可将儿童时期的糖尿病分为胰岛素依赖型糖尿病和非胰岛素依赖型糖尿病两类。胰岛素依赖型糖尿病主要是分泌胰岛素的胰岛B细胞全部或绝大部分死亡，胰岛素绝对缺乏，无法再进行正常的生产利用；而非胰岛素依赖型糖尿病是指体内产生胰岛素的能力并非完全丧失，而是胰岛素不能有效发挥作用，出现胰岛素抵抗导致的糖尿病。非胰岛素依赖型糖尿病的患儿多肥胖。

如果患上糖尿病，我们身体内的葡萄糖就无法进行正常分解，进而引发中枢神经系统并发症；患上糖尿病也会使体内的胆固醇含量增加，加快动脉粥样硬化的发展；不仅如此，还会出现如肾衰竭、视力障碍、血液循环障碍等多种身体方面的异常。

2. 脂肪肝

提起脂肪肝，我们很容易想到这是一种常见的成人病，殊不知，儿童也是会患脂肪肝的。儿童摄入多余的热量，没有来得及被消耗就被转化成为中性脂肪，在肝脏内贮存起来。中性脂肪长时间在肝脏内堆积，会引起肝脏肥大和脂肪肝，继而发展成为肝硬化或引起其他并发症。所以，如果孩子被诊断患有儿童肥胖症，最好同时做一下肝脏检查。

3. 高血压

肥胖症患儿高血压的发病率比正常体重的孩子高15倍还多。肥胖促使高血压发生的原因是：肥胖患儿体内脂肪组织大量堆积，使血液循环量相应增加，血管壁受到的压力增大，最终导致高血压的发生。

由儿童肥胖引起的高血压，不需要吃降压药，生活中通过运动和饮食调节也可以进行治疗。

4. 高脂血症

儿童肥胖持续发展，会导致血液中的胆固醇或中性脂肪持续增加，进而引发高脂血症。高脂血症如果得不到及时治疗，就会逐渐发展为脂肪肝或动脉粥样硬化，进而诱发一系列心脑血管疾病。可见儿童肥胖症及时治疗多么重要。对于儿童高脂血症，同样可以不用药物，而是通过饮食疗法和运动疗法进行治疗。

5. 睡眠呼吸暂停综合征

肥胖与呼吸暂停综合征之间有着密切的关系。一些肥胖的孩子夜间睡眠时，会出现打鼾等呼吸暂停的表现。这是因为肥胖会导致颈部脂肪沉积。脂肪在呼吸道周围的软组织上堆积，压迫呼吸道，呼吸道口径变小，造成孩子在睡觉时呼吸困难。

睡眠呼吸暂停综合征会引起低氧血症，所以如果孩子长时间无法摆脱这种症状，白天会出现精神不振、爱发呆，以及注意力、学习力下降。随着体重的减轻，睡眠呼吸暂停综合征症状也会逐渐消失。

6. 生长激素分泌障碍

与正常体重的孩子相比，肥胖症患儿体内生长激素分泌量少。这是因为如果体脂肪增加，抑制生长激素分泌的游离脂肪酸就会随之增加。

7. 卵巢功能障碍

肥胖会导致女孩子卵巢功能出现异常，影响卵巢激素的正常分泌，进而影响到月经，造成月经紊乱或痛经等不良后果。

8. 支气管哮喘

患有少儿肥胖症的孩子与正常体重的孩子相比，免疫力低下，所以即使得了轻微的感冒也可能需要较长的时间才能好转，而长时间的感冒很容易就引起支气管炎或哮喘等并发症。

9. 皮肤变化

肥胖会使大腿、手臂内侧、腹部、腰部等部位的皮肤上产生像妊娠纹一样的皮肤皲裂，如果对少儿肥胖进行及时治疗，这种皮肤裂纹就会自然消失，但是如果放任孩子继续发胖，这种裂纹会很难再消失，进而在皮肤上留下一条一条的萎缩纹。

10. 骨、骨关节异常

少儿肥胖或体重超标会使孩子的身体重心发生改变，孩子较难保持正确的身姿。如果体重进一步增加，会给骨盆或脊椎等骨骼和骨关节造成很严重的负担，最终导致骨骼和骨关节发生异常。出现这种异常，要及时采取措施使体重降下来，否则会导致骨骼继续变形，对身体造成严重的危害。

肥胖的种类

如果孩子被诊断为患有少儿肥胖症，需要尽早采取措施将体重降下来，在这之前要弄清楚造成孩子肥胖的原因，否则你可能是在白费工夫。下面，就让我们一起来认识一下引起孩子肥胖的原因都有哪些，以及如何有效地帮助孩子减轻体重。

单纯性肥胖

单纯性肥胖是各类肥胖中最常见的一种，单纯性肥胖症患儿约占少儿肥胖人群的99%。不良的饮食和生活习惯是造成单纯性肥胖的主要原因。这种肥胖类型的孩子平时爱吃高脂肪、高热量的食物如饼干、糖果、炸鸡、比萨等，再加上喜爱睡懒觉、不爱活动、喜欢吃夜宵等，身体内的热量得不到消耗，从而转化成脂肪在体内累积，造成单纯性肥胖。

如果想缓解单纯性肥胖，最重要的是减少高热量食物的摄取、调整饮食结构、增加平时的运动量、养成规律的运动习惯，使能量摄入和消耗保持平衡。这样坚持做下去，体重会逐渐恢复到正常。

症状性肥胖

症状性肥胖是指弗里德雷希综合征、克兰费尔特综合征、普拉德—威利综合征、劳伦斯—穆恩—比得尔综合征、甲状腺功能低下症、假性副甲状腺功能低下症、库兴综合征和生长激素缺乏症等特定疾病导致的少儿肥胖的现象，属于较少见的情况。

与单纯性肥胖不同，症状性肥胖往往会导致孩子的智力障碍，体形和脸部的形态、生殖器等出现异常。关于症状性肥胖的治疗和单纯性肥胖相似，通过饮食疗法、加强运动和改善生活习惯都可以得到改善。

1. 甲状腺功能低下症

如果甲状腺功能出现异常，血液中的甲状腺激素的浓度就会下降，进而导致疾病的产生。患儿会出现脸部水肿、皮肤越来越干燥、体重增加、个子长不高等生长障碍的症状。如果症状继续恶化，还会引起智力障碍等症状，所以请一定早诊断、早治疗。

2. 库兴综合征

库兴综合征又称皮质醇增多症，是指一种被称为"皮质醇"的激素（肾上腺皮质分泌）分泌过度而导致的疾病。患儿常表现为脸部皮下脂肪堆积，脸形变得像十五的月亮一样圆，称为"满月脸"，且出现发红的症状；另外，出现典型的向心性肥胖，即脸部及躯干部肥胖，但四肢包括臀部不胖；还会出现糖尿病、高血压、性腺功能紊乱（如青春痘、多毛症）等现象。

3. 遗传性肥胖

父母肥胖也会影响到孩子。据统计，父母双方或其中一方是肥胖体质的孩子比父母双方都不是肥胖体质的孩子患少儿肥胖的概率高4～8倍。

妈妈爸爸全部是肥胖体质的情况下：孩子患少儿肥胖的概率为80%。

只有妈妈是肥胖体质的情况下：孩子患少儿肥胖的概率为60%。

只有爸爸是肥胖体质的情况下：孩子患少儿肥胖的概率为40%。

妈妈爸爸全都不是肥胖体质的情况下：孩子患少儿肥胖的概率为10%。

少儿肥胖测定法

我相信父母在抚养孩子长大成人的过程中，会发现有的时候很难客观评价孩子某一阶段的生长发育情况。例如，经常会有这样的情况，明明孩子的体形看着正常但一测量体重竟然超标了，或者体重虽然超标了但体形看起来却不胖，所以不要仅依靠体重测量这一个数据，判断孩子是否肥胖及肥胖的程度需结合多种方法综合判断。

BMI——判断是否肥胖的标准

很多父母认识到少儿肥胖的危害后，就开始担心自己的孩子也会发胖，并着手对孩子的体重进行管理。有的父母会在孩子还处于婴幼儿时期就计算每天摄入的热量是多少，更有甚者强迫孩子吃素食。殊不知，孩子在正常生长发育过程中会出现暂时地长胖，这是正常的成长发育现象，有的父母断定孩子这就是换了肥胖症，因此开始限制孩子的饮食，让他开始减肥，反而会导致孩子营养不良。

对孩子肥胖度进行测定的最有效的方法就是计算标准体重或身体质量指数。身体质量指数（Body Mass Index，BMI）是用目前的体重千克数除以身高米数的平方的方法，是目前国际上常用的衡量人体胖瘦程度以及是否健康的标准。体内脂肪量的测定则需要通过电阻法判断，且需要专业的测量仪，这种专业的仪器医院或健康中心才有。而计算标准体重或BMI的方法很简单，在家里就可以进行。

另外，还有一种肥胖现象表现为身体的其他部位都很正常，只有肚子凸出来即腹型肥胖或者是内脏肥胖。目前，腹型肥胖和内脏肥胖的发病趋势也在逐渐增加，且对孩子的身体健康危害更大。因此，在使用BMI方法测定孩子肥胖度的时候，不能只看计算出来的关于体重的数字，还要结合孩子的体形进行综合判断。

标准体重测定法　标准体重=（身高-100）×0.9
BMI计算法　BMI=体重（kg）÷身高^2（m^2）

少儿、青少年发育标准值

通过体重、身高、身体质量指数来掌握孩子的发育程度

男童				年龄	女童			
体重	身高	身体质量指数	头围		体重	身高	身体质量指数	头围
3.41	50.12		34.70	出生时	3.29	49.35		34.05
5.68	57.70		38.30	1~2个月	5.37	56.65		37.52
6.45	60.90		39.85	2~3个月	6.08	59.76		39.02
7.04	63.47		41.05	3~4个月	6.64	62.28		40.18
7.54	65.65		42.02	4~5个月	7.10	64.42		41.12
7.97	67.56		42.83	5~6个月	7.51	66.31		41.90
8.36	69.27		43.51	6~7个月	7.88	68.01		42.57
8.71	70.83		44.11	7~8个月	8.21	69.56		43.15
9.04	72.26		44.63	8~9个月	8.52	70.99		43.66
9.34	73.60		45.09	9~10个月	8.81	72.33		44.12
9.63	74.85		45.51	10~11个月	9.09	73.58		44.53
9.90	76.03		45.88	11~12个月	9.35	74.76		44.89
10.41	78.22		46.53	12~15个月	9.84	76.96		45.54
11.10	81.15		47.32	15~18个月	10.51	79.91		46.32
11.74	83.77		47.94	18~21个月	11.13	82.55		46.95
12.33	86.15		48.45	21~24个月	11.70	84.97		47.46
13.14	89.38	16.71	49.06	2~2.5岁	12.50	88.21	16.34	48.08
14.04	93.13	16.29	49.66	2.5~3岁	13.42	91.93	16.01	48.71
14.92	96.70	15.97	50.10	3~3.5岁	14.32	95.56	15.76	49.18
15.91	100.30	15.75	50.43	3.5~4岁	15.28	99.20	15.59	49.54
16.97	103.80	15.63	50.68	4~4.5岁	16.30	102.73	15.48	49.82
18.07	107.20	15.59	50.86	4.5~5岁	17.35	106.14	15.43	50.04
19.22	110.47	15.63	51.00	5~5.5岁	18.44	109.40	15.44	50.21
20.39	113.62	15.72	51.10	5.5~6岁	19.57	112.51	15.50	50.34
21.60	116.64	15.87	51.17	6~6.5岁	20.73	115.47	15.61	50.44
22.85	119.54	16.06	51.21	6.5~7岁	21.95	118.31	15.75	50.51
24.84	123.71	16.41		7~8岁	23.92	122.39	16.04	
27.81	129.05	16.97		8~9岁	26.93	127.76	16.51	
31.32	134.21	17.58		9~10岁	30.52	133.49	17.06	
35.50	139.43	18.22		10~11岁	34.69	139.90	17.65	
40.30	145.26	18.86		11~12岁	39.24	146.71	18.27	
45.48	151.81	19.45		12~13岁	43.79	152.67	18.88	
50.66	159.03	20.00		13~14岁	47.84	156.60	19.45	
55.42	165.48	20.49		14~15岁	50.93	158.52	19.97	
59.40	169.69	20.90		15~16岁	52.82	159.42	20.42	
62.41	171.81	21.26		16~17岁	53.64	159.98	20.77	
64.46	172.80	21.55		17~18岁	53.87	160.42	21.01	
65.76	173.35	21.81		18~19岁	54.12	160.74	21.13	

- 1~2个月是指超过1个月，不到2个月的情况，这一形式也全部适用于其他年龄。出处：韩国保健福利部（2007年基准）

不同身高段的标准体重

单位：体重（kg）

身高(cm)	男童	女童	身高(cm)	男童	女童	身高(cm)	男童	女童	身高(cm)	男童	女童
44~45*	2.64	2.47	80~81	11.14	10.79	116~117	21.40	20.99	152~153	45.92	45.71
45~46	2.71	2.62	81~82	11.37	11.03	117~118	21.85	21.40	153~154	46.80	46.64
46~47	2.81	2.80	82~83	11.60	11.27	118~119	22.31	21.83	154~155	47.68	47.57
47~48	2.94	2.99	83~84	11.83	11.51	119~120	22.79	22.27	155~156	48.57	48.50
48~49	3.10	3.19	84~85	12.05	11.76	120~121	23.28	22.72	156~157	49.46	49.42
49~50	3.27	3.39	85~86	12.28	12.00	121~122	23.78	23.19	157~158	50.36	50.33
50~51	3.46	3.60	86~87	12.50	12.24	122~123	24.30	23.67	158~159	51.26	51.23
51~52	3.67	3.81	87~88	12.73	12.48	123~124	24.83	24.16	159~160	52.16	52.12
52~53	3.89	4.03	88~89	12.96	12.73	124~125	25.38	24.68	160~161	53.06	52.99
53~54	4.12	4.25	89~90	13.18	12.97	125~126	25.93	25.20	161~162	53.97	53.85
54~55	4.37	4.48	90~91	13.41	13.22	126~127	26.51	25.75	162~163	54.87	54.68
55~56	4.62	4.71	91~92	13.64	13.46	127~128	27.10	26.31	163~164	55.77	55.48
56~57	4.87	4.94	92~93	13.87	13.71	128~129	27.70	26.89	164~165	56.67	56.25
57~58	5.14	5.17	93~94	14.10	13.96	129~130	28.32	27.48	165~166	57.57	56.98
58~59	5.40	5.41	94~95	14.34	14.21	130~131	28.95	28.09	166~167	58.47	57.67
59~60	5.67	5.64	95~96	14.58	14.46	131~132	29.59	28.72	167~168	59.36	58.32
60~61	5.95	5.88	96~97	14.82	14.71	132~133	30.25	29.37	168~169	60.25	58.93
61~62	6.22	6.12	97~98	15.07	14.97	133~134	30.92	30.04	169~170	61.14	59.47
62~63	6.50	6.36	98~99	15.33	15.23	134~135	31.61	30.72	170~171	62.02	59.96
63~64	6.77	6.60	99~100	15.59	15.49	135~136	32.31	31.42	171~172	62.90	60.39
64~65	7.05	6.85	100~101	15.85	15.76	136~137	33.02	32.14	172~173	63.77	60.74
65~66	7.33	7.09	101~102	16.13	16.03	137~138	33.74	32.88	173~174	64.63	61.02
66~67	7.60	7.34	102~103	16.41	16.31	138~139	34.48	33.63	174~175	65.49	
67~68	7.87	7.58	103~104	16.70	16.59	139~140	35.23	34.40	175~176	66.33	
68~69	8.14	7.83	104~105	16.99	16.88	140~141	35.99	35.19	176~177	67.18	
69~70	8.41	8.08	105~106	17.30	17.17	141~142	36.76	36.00	177~178	68.01	
70~71	8.67	8.33	106~107	17.62	17.47	142~143	37.55	36.82	178~179	68.83	
71~72	8.93	8.57	107~108	17.94	17.78	143~144	38.35	37.66	179~180	69.65	
72~73	9.19	8.82	108~109	18.28	18.10	144~145	39.15	38.51	180~181	70.45	
73~74	9.44	9.07	109~110	18.63	18.42	145~146	39.97	39.37	181~182	71.25	
74~75	9.70	9.31	110~111	18.99	18.76	146~147	40.79	40.25	182~183	72.04	
75~76	9.94	9.56	111~112	19.36	19.10	147~148	41.63	41.14	183~184	72.82	
76~77	10.19	9.81	112~113	19.74	19.46	148~149	42.47	42.04	184~185	73.59	
77~78	10.43	10.05	113~114	20.14	19.82	149~150	43.32	42.95	185~186	74.35	
78~79	10.67	10.30	114~115	20.55	20.20	150~151	44.18	43.86			
79~80	10.90	10.54	115~116	20.97	20.59	151~152	45.05	44.79			

* 44~45是指超过44cm，不到45cm的情况，这一形式也全部适用于其他的身高部分。出处：韩国保健福利部（2007年基准）。

儿童肥胖症的预防方法

儿童肥胖不仅会引起性早熟,还能诱发糖尿病等成人病。生活环境因素在儿童肥胖的发病和危害方面起着关键作用。

脂肪细胞增加是导致孩子肥胖的直接原因

导致儿童肥胖的直接原因是体内脂肪细胞大小和数量的增加。婴幼儿肥胖一般是体内脂肪细胞数量增加,而青少年肥胖一般是脂肪细胞体积变大。

因为体内脂肪细胞的体积可以变小,但数量却无法减少,这就意味着如果孩子在幼儿时期就患上肥胖症,那么在度过青少年期长大成人后患肥胖症的概率会很高。老一辈的人认为"能吃就是福",很多父母都希望把孩子养得白白胖胖。大家看到长得胖嘟嘟的孩子,也都会夸孩子真健壮,这些观点都是不正确的。尤其当孩子处在婴儿时期,肥胖症有时候仅凭肉眼无法判断,这需要父母对孩子进行科学的喂养。

要预防儿童肥胖,应从婴儿时期就禁止孩子暴饮暴食,养成良好的饮食习惯,避免经常食用高热量、高脂肪、高糖分的食物,让孩子少吃含反式脂肪酸的食品和快餐。

摄取高热量食物最易导致肥胖的发生

正如我们前面所说,如果孩子平常摄取的热量多于身体所能消耗的热量,那些没有来得及被消耗的能量就会留在身体里从而导致肥胖。因此,预防肥胖最好的方法就是少吃高热量的食物,并进行充足的运动以消耗体内多余的热量。

易导致肥胖的饮食和生活习惯

（1）早上睡懒觉。

（2）喜欢吃零食和夜宵。

（3）偏爱糖和脂肪含量高的食物。

（4）喜欢吃速食食品、快餐和膨化类食品。

（5）不爱吃蔬菜和水果。

（6）喜欢吃咸的食物。

（7）偏食很严重。

（8）特别喜欢吃肉。

（9）不爱吃富含钙质的食物如鱼肉、牛奶等。

（10）经常外出就餐或叫外卖。

即使吃得不多也可能会长胖

为什么有些孩子即使吃得不多也会长胖呢？

前面已经提到，如果孩子的父母都是肥胖体质的话，孩子肥胖的概率会达到80%；父母中只有一方肥胖的话，孩子肥胖的概率为40%～60%。因此，我们可以了解到，父母的体形会给孩子带来很大的影响。所以，本身就是肥胖体质的父母更应该从小就管理好孩子的饮食和生活习惯，使他们能够远离肥胖。

除此以外，运动量不足、自卑或忧郁等心理方面的不安因素、患甲状腺低下症等内分泌方面的疾病都会使孩子患肥胖症，这一点请一定注意。

预防肥胖的饮食疗法的原则

为了通过饮食疗法有效地减轻孩子的体重，不但要留意孩子摄入食物的热量高低，还应该考虑到食物的营养成分。不要认为孩子吃了零食，三餐就可以少吃一点；或是为了午饭、晚饭能够多吃一点儿就不吃早饭，这些做法都是错误的，这么做反而可能促进孩子肥胖的发生。请你记住，要带着愉快的心情享受营养均衡的优质食物才是饮食疗法的根本所在。

请不要吃夜宵

很多人都有吃夜宵的习惯。的确，在深夜吃一碗热腾腾的夜宵是再美妙不过的了。但是，你是否知道吃夜宵是在伤害自己的身体？我们人体大部分组织和器官在晚上都处于缓慢运行或休息的状态，此时摄取的热量会全部转化成脂肪，使人体变胖。而且，为了消化体内的食物，我们的肠胃被迫进行工作，所以即使我们睡着了，身体也不能得到充分的休息，导致早晨起床后仍旧有疲劳的感觉。另外，孩子晚上吃夜宵也会影响体内生长激素的正常分泌，所以这个习惯一定要改掉。

1. 早饭很重要

孩子如果没有养成吃早饭的习惯，会严重影响到生活、学习以及注意力的集中。早餐为孩子提供一上午活动所必需的能量，所以早饭吃不好，孩子一上午都会提不起精神来。很多孩子因为早饭没吃好，午饭和晚饭就会有意识地多吃或是在中间吃很多零食，这样循环往复，就会形成错误的饮食习惯。

2. 慎重对待外出就餐

虽然经常外出就餐也是导致肥胖的原因之一，但是不可否认的是，一家人偶尔一起出去吃个饭不仅会给孩子带来欢乐，还会使家人之间的关系变得更和睦。

为了能够使外出就餐更加愉快、更加健康，菜单的选择十分重要。尽量少去有很多高热量食物的西餐厅或快餐店，或者菜肴中添加剂、调味剂很多的餐厅也要少去。另外，在外就餐时，还要注意教育孩子不要偏食、不要暴饮暴食。

3. 请不要"一刀切"

可口的饮料、香甜的饼干、用人工香料和色素做出的好看的糖果、全是奶油的蛋糕、含有反式脂肪酸的快餐，这些食物虽然不好，但孩子们却很喜欢，尤其胖孩子更爱。

虽然我们在饮食疗法的原则中提到过让孩子远离这些食物，但要有方法。如果一下子就禁止孩子吃这些食物，会给他们造成严重的心理压力，反而会使有的孩子背着父母偷偷吃这些食物。孩子的意志力比成人弱很多，所以，我认为比起去强迫孩子马上戒掉这些食物，还不如和孩子好好商量一下，定一个约定，采取循序渐进的办法，让孩子逐渐减少吃这些食物的次数和量。

4. 纠正孩子偏食的习惯

孩子偏食不但会造成肥胖、营养不足，还会对其长大成人后的体形、健康、饮食习惯和性格形成等造成大的影响，所以，一旦发现孩子有偏食的习惯，一定要在小的时候就及时纠正过来。

孩子之所以养成偏食的习惯都是有一定理由的，例如觉得某种食物吃起来没有味道，或者因为以前吃某种食物的时候出过问题，又或者因为一些食物颜色怪怪的、样子怪怪的、反正就是不喜欢吃等借口。为了纠正孩子偏食的习惯，首先要了解和掌握孩子讨厌一种食物和喜欢一种食物的原因，然后在解决这个问题的同时，再诱导孩子去尝试各种食物并使他们适应这些食物的味道。

如果你的孩子讨厌吃蔬菜，那么可以选择给他做汉堡包、蔬菜汤、炒饭等。这些菜肴虽然里面有蔬菜，却不容易被认出来。在孩子吃完之后，大声地称赞他，说"这不是吃得很香嘛"。如果你的孩子以前吃某种食物出过问题或因样子、颜色不喜欢而讨厌吃某种食物的话，最好将这些食物按照他的口味，做成他喜欢的样子。就这样每天都一点一点增加他不喜欢吃的食物的量，直到他能够自然地接受为止。

但是，请一定记住，不要强迫孩子吃不喜欢吃的食物，或者根本不考虑孩子对食物样子和颜色的要求，否则会对孩子的身心健康发育不利。

5. 让孩子有饱腹感

患有肥胖症的孩子，应根据每天所需要的热量摄入食物，而且孩子不容易有饱腹感。孩子如果感觉吃不饱，就会变得很烦躁，精神压力也大。所以，最好选择能让孩子有饱腹感的食物。像玉米、爆米花这样热量少却能让肚子感到饱饱的食物可以拿来给孩子当作零食吃，用蔬菜料理、蘑菇、凉粉、豆腐这些能够给人带来饱腹感的食材制作食谱也是很不错的做法。

6. 养成写饮食日记的习惯

养成写日记的习惯对治疗和管理少儿肥胖也很有帮助。这里所说的写日记，和我们平时所说的写日记性质是基本相同的，唯一不同的就是在平常写的日记的开头加上一部分，记录一下今天吃了什么食物和做了什么样的运动。通过写下这些内容来，回顾一天中是否有明明肚子不饿却习惯性吃东西的时候，是否明明有可以运动的时间却不去运动的时候，这是写日记的第一阶段。第一阶段主要是形成对日常生活饮食加强管理的自发性和自觉性，然后再开始进行第二阶段，就是开始养成提前写明天的日记的习惯。在提前写下的日记中，把明天要吃什么，什么时候做什么样的运动都提前计划好，然后按照计划明天去实施完成。等适应和熟悉第二阶段后，再恢复到像第一阶段一样，在一天的结束后记录今天的内容，对这一天发生的事情尤其是运动和饮食方面进行回顾和反思，及时发现做得不恰当的地方。

预防肥胖的饮食习惯

（1）不偏食，饮食全面。

（2）适当多吃一些海鲜。

（3）在吃肉或油炸类等油腻的食物时，最好吃比平常还要多的蔬菜。

（4）控制面食的摄入量。

（5）食物的软硬度要适宜。

（6）少吃太辣、太咸的食物，多吃清淡的食物。

（7）一日三餐要规律。

（8）午饭和晚饭之间可以稍微吃点儿零食，但是吃过晚饭之后一定不要暴饮暴食。

（9）尽量少吃外卖、速食食品、快餐、冷冻食品。

（10）尽量少喝清凉饮料和果汁等高热量的饮料。

（11）尽量少吃含白糖或奶油特别多的饼干和面包，少吃奶油蛋糕。

（12）购买饼干类食品时，请仔细查看包装袋外标注的食品营养成分构成，避开那些热量高、含有食品添加剂或反式脂肪酸的食品。

（13）进食的时候注意力要集中，因为一边看电视或是一边看书的时候吃饭会使人无意识中吃得很多。

（14）晚饭不要吃得太多。

（15）晚饭不要吃得太晚。

（16）不要吃夜宵。

（17）每吃一口饭在嘴里一定要细细地咀嚼达30次以上。

（18）餐后休息10分钟。

（19）餐后要马上刷牙或漱口。

（20）餐后不要马上躺下或睡觉。

三、拥有健壮的身体才能健康地成长

Dr.Koh的运动建议

预防性早熟症所必需的运动

现在的孩子因为课业繁重，休息的时间很少，即使有一点儿空余时间，不是玩手机就是上网，和我们这一代人相比，孩子的活动机会简直少得可怜。

对于处于成长期的孩子来说，运动具有非常重要的意义。运动可以使在日常生活中不经常利用的肌肉和关节得到均衡的活动。不仅如此，运动还能够帮助燃烧体内多余的脂肪，增加肌肉量，控制体重。再者，运动还能起到刺激骨骼板发育、增强体内血液循环和活化身体新陈代谢的作用。

对成长有益的运动

运动过度还不如不运动

过度的运动会加重关节和肌肉的负担,造成疲劳,还能妨碍睡眠。更严重者,稍有不慎就会损伤骨骼板。

最好的办法就是只做平时自己能够承受的40%~60%的运动量就可以了,平时注意多培养体力,偶尔可以来一场大汗淋漓的运动,这对增强心肺功能和锻炼身体持久力都很有帮助。

刚开始没有必要每天都做运动

每天都坚持运动虽然是好事,但是对于年幼的孩子来说,坚持规律的运动很容易会使孩子失去运动的兴趣,也会造成心理上的压力。再加上如果孩子每天课业负担重,要求他每天都运动更容易使孩子筋疲力尽。

在刚开始的阶段,保持每周运动1～3次就可以了。在这期间,要仔细观察孩子的状态再决定是否让他继续运动。如果孩子可以接受这个运动强度,再慢慢增加运动的次数,使孩子逐渐养成运动的好习惯。

两个人一起运动比一个人运动效果更好

让孩子把运动看作一种游戏,更有利于习惯的养成,为此需要找一个能够和孩子一起运动的伙伴。在家里运动,可以制订一个运动时间表,全家人陪孩子一起运动。还可以送孩子参加跆拳道班、足球教学班、篮球教学办等,给孩子创造一个可以和同龄的孩子一起运动的机会。

有氧运动能预防儿童肥胖

大家都知道,肥胖是引起儿童性早熟的主要原因之一,要想解决少儿肥胖,必须采用饮食疗法和运动疗法双管齐下的办法。在运动疗法中,有氧运动最能有效燃烧孩子的体内脂肪。

有氧运动对帮助肥胖孩子减轻体重有非常明显的效果。另外,有氧运动尤其适合那些长时间运动就会感到疲惫不堪、体力和耐力薄弱、肌肉力量和肺活量较低的孩子。坚持运动不仅能够缓解孩子体内能量消耗量的不均衡,减少其体内脂肪量,还能强化孩子的心肺功能和身体持久力,提高其集中力,对预防少儿成人病也有很好的效果。

有氧运动的效果

有氧运动，顾名思义就是指人体在氧气供应充分的情况下进行的运动。有氧运动不单是为了消耗身体内的热量，还可以通过消耗机体内多余的脂肪达到减肥瘦身的目的。有氧运动包括步行、慢跑、游泳、骑自行车、跳健身舞、跳绳、登山等。

有氧运动的方法和持续时间不同，体脂肪量的减少程度也不同。这是因为有氧运动最开始的20分钟消耗的是体内的碳水化合物，过了20分钟之后才开始分解体内的脂肪。举个例子，同样是跑步，只跑100米就属于无氧运动，这是因为开始运动之后还没有供应氧气的原因，所以，相比于在短时间内进行高强度的运动，反而降低运动强度但持续时间长的运动分解体脂肪的效果更好。

我建议孩子们可以经常做一些简单易行且持续时间长、强度低的全身运动。开始做运动之前要先做一下准备活动，例如做几个简单的、轻微的伸展运动，然后在全身运动都结束后再做一次简单的伸展运动，从而减轻因为运动带来的疲劳。

1. 步行

步行是一项最具有代表性的有氧运动。孩子们几乎都认识不到原来这也是一种"运动"方式。步行最大的优点就是不会给身体造成负担，没有危险性，却能够明显地减轻体重。另外，步行过程中你可以自我调节时间和速度，真是一项不需要任何花费就能进行的运动。

运动要领：长时间的步行对于小孩子来说比较困难，所以刚开始时，最好先进行15分钟左右，以后再根据孩子的情况逐渐增加运动时间和运动量。建议运动时一定要让孩子穿吸汗效果好、透气性强的衣服和舒适的运动鞋。

2. 跑步（慢跑）

跑步不仅能燃烧体内脂肪，对锻炼腿部肌肉力量和提高肺活量、增强身体持久力都有很好的效果。在刚开始跑步时，最好的做法是先以和步行差不多的速度慢慢地跑一跑，等身体能够适应这个速度时，再慢慢提高跑步速度。慢跑时间维持在30~40分钟最佳。如果能够以"跑5分钟、走5分钟"的要领来进行锻炼的话，不仅不会感到疲劳，效果也会更好。

运动要领：跑步容易给腿部肌肉和关节造成负担，所以，在正式开始跑步之前和结束跑步之后需要通过充分的伸展运动来放松一下脚踝、膝盖和腰部关节，这样既可以减轻因跑步给肌肉和关节造成的负担，也可以有效预防安全事故的发生。在进行跑步运动时，建议穿吸汗效果好和透气性强的衣服，而且一定要穿跑步鞋或舒适的运动鞋。另外，运动鞋的鞋带系得太松或是太紧不仅易造成安全事故，而且系得太紧还会妨碍血液循环，所以鞋带一定要绑得合适。

3. 骑自行车

骑自行车作为一项具有代表性的全身运动，不仅有利于减少体脂肪，而且对提高肺活量和增强身体持久力都有很大的帮助。不仅如此，经常骑自行车会逐渐增强腿部肌肉力量却不会给关节造成负担，实在是一种很好的运动。而且到户外骑一骑自行车，也是一种很好地缓解或消除压力的方式。

运动要领：在踩自行车脚蹬时，为避免脚滑落，一定要穿袜子和运动鞋。另外，骑自行车摔倒时可能会有擦伤，建议最好穿长袖的衣服和长裤，并且使用头盔和膝盖保护带，从而更好地保障在骑自行车运动中的安全性。

4. 游泳

游泳能有效消耗体内的热量,即使运动时间较短也能起到较为明显的效果。另外,因为游泳是在水中进行的运动,所以对肌肉和关节不会造成负担,反而对提高肺活量和增强身体持久力很有帮助。

运动要领:有人认为游泳会使肩膀变宽,所以如果不能每天坚持游泳的话,会影响身材,这种说法是没有科学依据的。另外,孩子的游泳水平有好有坏,可以使用一些辅助器具,以增加孩子游泳的安全系数,也让他们能更好地享受这项快乐的运动。

5. 登山

登山是一项可以和步行相结合的运动,能让我们跟家人一起去亲近大自然。登山运动不仅对减少体重有很明显的效果,还有利于提高孩子的肺活量和增强身体持久力。

运动要领:登山运动要考虑到孩子的体力和肌肉力量,不要选择特别陡的山。对于刚开始登山的孩子,要选择小的山坡和较平的登山路，路程以1～1.5小时为宜。在登山的过程中，可以间隔性休息5～10分钟再继续运动，这样才不会使孩子感到辛苦。建议最好让孩子穿儿童登山鞋，以增加登山时的安全性。

6. 原地踏步走

户外步行常会受到天气、气温和时间段的制约，所以遇到因户外条件不允许出去运动的情况时，我们可以指导孩子在家里进行原地踏步走路的运动。采用在原地踏步或在家里以一定速度转圈的方式都可以，这两种运动的效果和让孩子去户外做步行运动的效果是一样的。

运动要领：如果感觉家里进行的踏步运动有些枯燥，可以让孩子一边运动一边看有趣的电视节目或放一些他喜欢听的音乐。另外，父母陪着孩子一边聊天一边运动效果会更好。

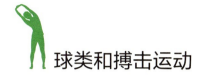# 球类和搏击运动

球类运动深受人们的喜爱。在进行球类运动时，全身的各主要肌肉群都得到了相应的锻炼，投球和接球的动作对于增强运动者的体质和臂部肌肉力量、促进其血液循环、提高注意力集中的能力和瞬间爆发力、加强各组织器官的功能都有重要的意义。同时在运动过程中，还能消耗大量的热量，减少体内脂肪的沉积，达到减肥的效果。球类运动中反复的跑和跳，可以获得和有氧运动一样的效果。

另外，球类运动多是团队运动，可以教会孩子什么是共同协作的精神，使孩子学会在遇到事情时应该先去考虑和关心别人，帮助孩子形成正确的人生观。

足球

足球是世界上参加人数最多的一种球类运动，是以团体直接对抗的形式，通过在体力、智力和技能方面的较量，分出胜负的一项球类运动。

因为足球需要团队合作，所以有利于培养孩子的集体意识。踢足球能很好地消耗体内的热量，帮助肥胖的孩子减肥，预防少儿肥胖的发生。另外，踢足球可以帮助孩子增强腿部肌肉力量。

篮球

与足球不同的是，篮球不仅包括在地面上的传球和带球动作，还包括在空中进行的跳起投篮的动作，是一项更具有立体性的运动项目。在篮球的运动中需要敏捷的动作和迅速的反应能力，能够有效地帮助孩子增加身体的力量、速度、灵敏度和耐力等，有助于培养团结协作的精神。篮球运动中的跳跃动作对孩子肌肉和关节的发育很有帮助，不仅能够帮助孩子减轻体重，还能够帮助身高的增长。

壁球

壁球运动由投球、接球、躲避的动作组成，不仅能够增强孩子臂部肌肉的力量，还能培养孩子的爆发力和注意力。壁球可以两个人打，也可以一个人打，而且即使不会投球和接球，只要能躲避球也是一种运动，这是壁球和其他球类运动最不同的地方。

由于壁球场地小、球速快，参与者必须全神贯注，还能锻炼孩子的心肺功能、肌肉、关节和韧带，对身体的灵活性、协调性和柔韧性等的改善也有很大的帮助。

跆拳道

跆拳道和其他的搏击运动不同，属于有氧运动的一种，所以对缓解少儿肥胖有非常明显的效果。又因为练跆拳道的过程中身体的各个部位都被均匀有效地使用，对孩子的生长发育也有利。

练习跆拳道对孩子也有很强的教育意义。跆拳道中的"道"为练武者对武术的心灵修养及修正，因为其以修身养性为核心，以磨炼人的意志、振奋人的内在精神气质、培训练习者良好的礼仪及道德为目标，所以对孩子的性格发育有很好的促进作用。

合气道

合气道是一种均衡使用全身的拳法，能促进孩子身体各部位的生长发育，不仅具有减轻体重的效果，还能帮助保持均衡的身材，增强孩子身体的柔软性和耐力，对性格的培养也有好处。

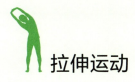 拉伸运动

睡前拿出10~30分钟的时间，做一下拉伸运动，会帮助放松僵硬的肌肉，促进血液循环，有利于促进睡眠。

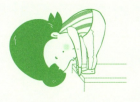

做身体前屈动作锻炼柔韧性

身体站立或坐立,双腿前伸,将上半身向前前屈,有助于培养身体的柔软性,刺激胳膊、腿部、骨盆等部位的肌肉和韧带,帮助缓解和消除身体的疲劳。身体向前弯曲的时候吸气,能帮助身体更好地伸展。

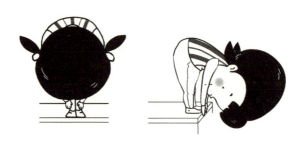

拉伸运动缓解"生长痛"

成长期的孩子会因骨头的生长速度和肌肉的生长速度不一致而出现"生长痛"的现象,给孩子带来不小的痛苦。孩子经常做拉伸运动,能够帮助放松肌肉和关节,在一定程度上缓解生长痛。

1. 锻炼骨盆和膝盖的拉伸运动

骨盆至膝盖部位出现疼痛时,可以经常做按压膝盖的伸展运动以缓解疼痛。

方法:每个动作持续30秒以上,反复做3~5次。

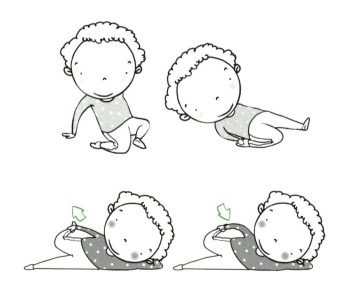

2. 脚腕的拉伸运动

脚踝至膝盖部位疼痛严重时，弯下膝盖，做能够刺激膝盖关节和拉伸跟腱部位的运动，可有效缓解疼痛。

方法：每个动作持续30秒以上，反复做3~5次。

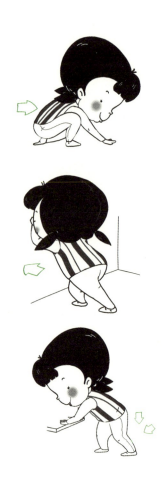

运动前的热身

进行游泳、跑步、步行、踢足球、打篮球等运动之前,稍微做一下热身运动,不仅可以使运动效果更明显,还会预防在运动过程中可能发生的安全事故。

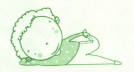

颈部的拉伸运动

保持头向后仰的姿势慢慢转动脖子,左右各转2次。

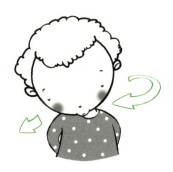

手臂的拉伸运动

①用一只手从背后抓住另一只胳膊的肘部,轻轻向下按。左右胳膊轮流进行,每次保持30秒左右。

②两手交叉,掌心向上,慢慢举至头顶,然后将胳膊向上用力绷直,保持姿势5秒,反复做5次。

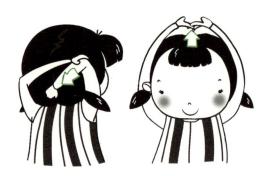

后背和侧腰的拉伸运动

用一只手抓住另一只胳膊的肘部,固定腿部和骨盆,只向腰部两侧转动。每侧持续30秒左右,左右各反复2次。

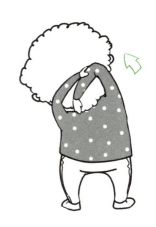

锻炼骨盆和腿柔软性的拉伸运动

将一条腿支起来,另一条腿的膝盖下弯抵至地面。膝盖弯下的一条腿的脚腕和小腿部用力,保持姿势30秒左右,左右腿交替进行5次。

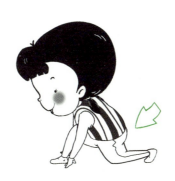

锻炼腰部、骨盆和大腿的拉伸运动

①将胳膊抵在墙壁上,两个胳膊之间宽度张至和肩宽一样,然后使一条腿的膝盖弯曲,保持姿势30秒左右,左右交替进行。

②腰部最大限度弯曲后,保持姿势30秒,反复做2次。

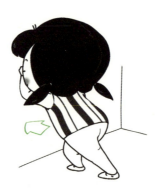

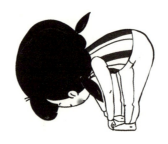

睡前的拉伸运动

孩子睡觉之前适当做一些拉伸运动,不仅能够放松肌肉和关节,缓解全身疲劳,还能够帮助更好地睡眠。

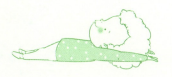

脖子的拉伸运动

仰卧在床上慢慢转动脖子,左右各转2次。

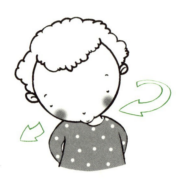

胳膊和肩膀的拉伸运动

手掌向外伸,两掌交叉相握,胳膊用力绷直,保持此姿势30秒左右。

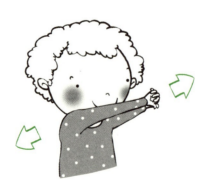

胳膊的拉伸运动

（1）用一只手从背后抓住另一只胳膊的肘部，向下压，左右轮流做，每次保持30秒左右。

（2）两手交叉，掌心向上，慢慢举至头顶，然后将胳膊向上用力绷直，保持姿势5秒，反复做5次。

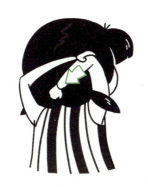

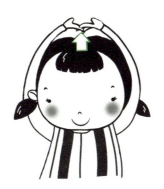

腿部的拉伸运动

（1）将一条腿支起来，另一条腿的膝盖下弯抵至地面。膝盖弯下的一条腿的脚腕和小腿部用力，保持姿势30秒左右，左右轮流做5次。

（2）一只手抓住脚腕，另一只手握住脚掌，然后慢慢转动脚腕，反复做5次，每次保持5秒左右。

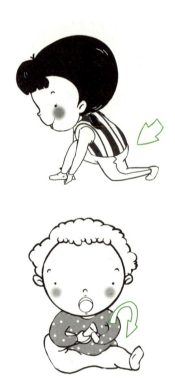

骨盆的拉伸运动

平躺在地上,将一条腿抬起,膝盖弯曲,两手交叉相握放于膝盖处,向下压,保持姿势30秒左右,左右轮流做3次。

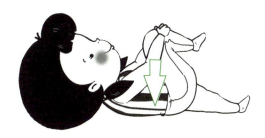

全身的拉伸运动

平躺于地上,胳膊和腿尽量向前伸直,保持姿势30秒,反复做3~5次。

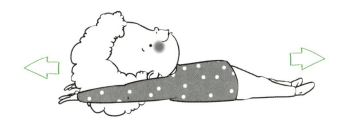

四、没有压力的健康生活
Dr.Koh建议的改善生活习惯的方法

有一些不良的生活习惯，看似小事，时间长了便会给孩子身体造成不良影响，严重的可能会导致孩子第二性征提前出现或性早熟症状进一步加重。为了帮助孩子健康成长，我们需要了解日常哪些容易被忽视的生活习惯会对健康造成危害，哪些好的生活习惯能够预防性早熟。

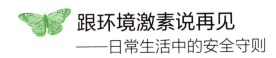

跟环境激素说再见
——日常生活中的安全守则

前面已经介绍了环境激素对性早熟产生的影响,在孩子的成长过程中,要营造一个完全且没有环境激素影响的环境简直很难,但家长可以想办法让孩子少接触环境激素。

选择安全、环保的保鲜膜

慎用保鲜膜和烹饪用的铝箔纸,可以使用密闭的玻璃容器取而代之。如果实在想用,要仔细阅读外包装上的质量标识,货比三家,选择相对安全的产品。

尽量少喝市场上卖的饮料

市场上贩卖的饮料包装罐和瓶子也免不了含有环境激素。当然不是说所有的饮料罐和瓶子都存在这种问题，

有很多产品都是经过认真加工处理的，环境激素含量相对较少，所以即使要喝，也一定要选择产品质量过硬、大品牌的饮料。

避免接触PVC（聚氯乙烯）

百货商场或者超市里食品区贩卖的食品或饮料大部分都是用PVC包装的。环境激素会通过PVC与食品接触的地方进入食物，所以尽量不要购买用PVC包装的食品。

有一些玩具中也会含有PVC，如塑料制成的玩具，所以在购买前一定要了解玩具的原材料。用PE（聚乙烯）和PP（聚丙烯）制成的玩具可以放心购买。

远离泡沫塑料制成的容器

研究结果显示，用来制作泡沫塑料的原材料聚苯乙烯不仅会影响女性体内的激素水平，还会影响生殖器的发育。泡沫塑料因具有遇到热水、油或酒精就会很容易被溶解的特性，所以要避免让孩子经常食用杯拉面等泡沫塑料包装的速食食品。

请用玻璃或陶瓷容器代替塑料容器

如果用没有经过认真处理过的塑料容器来保存食物或粮食，食物或粮食就容易被环境激素污染。所以，如果条件允许的话，请尽量使用玻璃或陶瓷制成的密封容器，或使用经过检查认证没有环境激素暴露的塑料容器。另外，环境激素加热后很容易释放出来，所以请注意不要将塑料容器放在微波炉或蒸锅中加热。

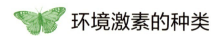 **环境激素的种类**

环境激素的种类有很多。下面让我们一起来了解一下环境激素的种类以及环境激素产生的原因。

二氧化苯

动物性脂肪能够大量溶解二氧化苯物质,我们烧烤时肉类等食物中动物脂肪的燃烧分解会释放二氧化苯。

如果二氧化苯物在体内堆积,会使男性精巢萎缩、女性体内雌激素和黄体酮的水平发生变化,给生殖器系统带来很大影响。

DDT

DDT是一种有机元素化合物，具有强烈的杀虫及除草效果，因此主要被用于农药和除草剂的制造。DDT不溶于水，所以会在土壤中堆积或者渗入地下水，随之进入农作物或淡水鱼等体内，然后被端上了我们的餐桌。

人体摄入含有DDT的食物后，会产生与雌性激素相似的作用，扰乱内分泌系统的正常运转。

双酚A

双酚A主要被用于奶瓶或饮料包装的制作过程中，易拉罐、瓶盖等金属制品在镀膜过程中也会用到。另外，罐头外包装的双酚A的含量也非常高，从而导致像豌豆罐头、玉米罐头、蘑菇罐头等蔬菜罐头的罐头汁里也含有大量的双酚A。

双酚A被人体吸收后，人体会把它误认为真正的激素而引起内分泌系统的失调，严重者甚至诱发变异。双酚A还特别对男性的精子及睾丸伤害很大，会使精子数量减少，还会引起阳痿。

邻苯二甲酸酯

邻苯二甲酸酯是一种在塑料加工过程中使用的以使塑料更容易变柔软的物质。除了是塑料制品的成分之外,它还有很多其他用途,如油漆、墨水、染料、胶水、杀虫剂、塑胶地板剂等的制作都会用到它。邻苯二甲酸酯会通过雨水或空气被人体吸收。这种物质于20世纪30年代开始被用于人类的生活,后因发现其对人体有害而渐渐禁止使用。欧盟于1999年开始禁止使用邻苯二甲酸酯。

邻苯二甲酸酯毒性很强,它不仅会破坏精子的遗传物质即(DNA),还会引起妊娠合并症及流产,导致胎儿畸形、内分泌障碍、生殖器生长障碍等问题。

聚酯

酸奶瓶、一次性咖啡包、海苔外包装袋、大碗面外包装杯子、一次性饭盒、一次性纸杯等食品包装容器和一次性餐具中常含有聚酯,它能诱发人体激素分泌紊乱。

寻找安全的塑料

通常，塑料被认为是产生环境激素的主犯，但事实上并不是所有的塑料都是危险的。

"塑料=环境激素"这种固定观念的形成，最初是因为在用一种叫作PVC（聚氯乙烯）为主要材料制成的产品中检测出了大量的环境激素。也正是这个原因，造成人们误认为所有的塑料产品都能产生环境激素。

在世界绿色和平组织发布的"环境激素危害物质名单"中，PVC也被提及，且被标注为是产生环境激素危害度很高的一种物质。PVC价格低廉，易成型，可随意被塑造成想要的形状，并容易回收利用，所以在建筑材料、密封容器、玩具、注射器等用品的制作中被广泛使用。因为PVC已经被广泛应用于人们的现代生活中，所以当得知PVC含有大量环境激素时，对人们的冲击可想而知。

实际上PVC不是罪魁祸首，以PVC为主要材料制成的产品中的环境激素并不是PVC自身产生的，而是由使PVC变柔软所添加的塑化剂产生的。因此，避免使用那些"柔软的塑料"，或不使用含有添加塑化剂的PVC产品，就不用担心环境激素的暴露，可以放心使用。

"柔软的塑料制品"有装食品用的保鲜袋、厨房用的塑料手套、塑料玩具和注射器等。塑化剂在加热或与油接触的过程中会慢慢向外渗出，所以万一使用了添加塑化剂的PVC产品，请注意一定不要放在热水中蒸煮或放在微波炉中加热，同时也不要用其盛食用油或芝麻油等。

安全的塑料——PE、PP、PET（聚乙烯、聚丙烯、聚对苯二甲酸乙二醇酯）

前面已经提到，并不是所有的塑料制品都会产生环境激素。塑料制品中的PE（聚乙烯）、PP（聚丙烯）、PET（聚对苯二甲酸乙二醇酯）与PVC相比，价格虽然昂贵，但因其本身具备柔软的性质，所以在制作过程中不需要添加塑化剂，因而不会检测出存在环境激素，可以用来制作安全的塑料产品。

认清以下标识

在使用塑料产品时请一定要检查确认所使用塑料的种类代码标志。

（1）可以放心使用

若外包装上有以上4种标识，表明该塑料产品适用于食品的包装，不含有环境激素，可以放心使用。

（2）含有环境激素的危险产品

若外包装上有以上2种标识，表明产品中可能检测出高含量的环境激素，此类产品建议尽可能避免使用，尤其是不要盛放食物。

（3）请确认材质

OTHER*

若外包装上有以上标识，表明该产品可能存在未经验证的材料，但也可能是用新生物材料代替基本塑料原材料制作的安全产品，所以最好确认材质后再决定是否使用。例如，生产密封容器的乐扣乐扣产品就不含双酚A，其是由新材料Bisfree制成的，在乐扣乐扣生产的产品上可以看到此标识。

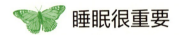 ## 睡眠很重要

充足的睡眠对孩子的身体健康十分有益。夜晚睡眠时间是生长激素分泌的关键期。好的睡眠不但能让大脑得到充分的休息、消除一天的疲惫，而且睡得越沉，生长激素的分泌就越活跃。

睡眠质量不好，很容易使人发胖。这是因为，在睡觉的时候，我们的身体依旧会消耗热量，所以如果睡眠时间不充足或是睡眠质量不好，所消耗的热量也会相应减少，进而导致发胖。另外，如果睡眠不足，第二天身体会感觉非常疲倦，活动量减少，也会导致热量的消耗量降低。

睡眠时间不足或是即使睡很久但并未进入深度睡眠，都会导致身体生物钟紊乱，引起激素分泌异常，严重者甚至引发性早熟。

Dr.Koh博士建议的睡眠秘诀

秘诀1：对入睡时间不要过度严苛

现在很多孩子因为要做作业，要读书，还要有一些娱乐活动，例如看电视等，很难保证能早点睡觉。为此，很多妈妈和孩子之间因为早点睡觉的问题发生过争执。

这里提供一个方法供参考。那就是如果孩子实在不想睡觉，就不用管他，任凭他自己愿意。其实没有必要一定要被时间所束缚。虽然何时睡觉很重要，但与之相比更重要的是"究竟该怎样睡觉"。孩子保持愉悦的心情和平静的心态去睡觉，才能够进入熟睡状态。这对孩子和妈妈都有益。

与其纠结于让孩子几点睡觉，不如让孩子养成安定的、能适应的、主动性的休息习惯；与其一味地只催促孩子去睡觉，还不如全家人共同努力，养成好的睡眠习惯，给孩子做好榜样。

秘诀2：床上用品选择很重要

睡眠环境是影响孩子睡眠质量最重要的因素之一，睡觉的环境不舒适，会影响孩子入睡或者不易进入深睡眠。

孩子的床不能太硬，也不能太软，否则会增加脊柱的负担，造成脊椎过度疲劳。你可以为孩子选择柔软度适当的床垫或褥子铺在床上。

被子太厚容易妨碍人体正常的血液循环，所以选择轻且防寒作用好的被子是最合适的。另外，孩子睡觉时容易出汗，所以要选择吸湿性好且容易干的被子。枕头太高会给脖子和脊椎带来压力，要选择柔软度和高度都适合的枕头才好。

秘诀3：可以准备个夜灯

大部分孩子都怕黑，常希望能开着灯睡觉，这时便不宜选择日光灯那种照明效果很好的灯，否则很容易干扰孩子的睡眠。孩子睡不好觉，第二天便容易疲劳。可以给孩子买一个小夜灯，或者选择一个带灯罩的台灯，而且灯也不要直接放在能直射到孩子脸的地方。

秘诀4：睡午觉很重要

午觉可以使孩子疲惫的大脑得到休息，肌肉得到放松，睡过午觉后，孩子的注意力、学习能力，乃至身体的机能都会得到提高，心情也会自然而然随之变得很愉悦，这对于小学1～2年级的孩子来说尤其重要。适当的午觉还有助于夜晚的睡眠，消除夜间常醒的症状。

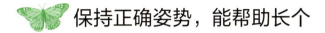 **保持正确姿势,能帮助长个**

身高问题一直困扰着性早熟的患儿。下面我将介绍一些能够帮助身高增长的正确姿势。

哪些是不良姿势

身体的站立需要26块脊椎骨共同作用来完成。如果姿势不端正,脊椎骨就会错位或者弯曲,导致驼背,身高会降低2厘米~3厘米,更有甚者会影响内脏的功能。

长时间坐在书桌前学习、一直保持弯腰低头姿势的孩子,更容易发生脊椎弯曲。时间长了,不管是吃饭、走路还是玩耍时,孩子都爱驼背。脊柱长期保持弯曲状态,腰部的压力就会增加,从而损伤腰部肌肉或者韧带,造成腰椎间盘变窄,从而诱发多种脊椎疾病。

养成正确的姿势才能帮助长个

姿势正确了,个子自然也就长起来了。这是因为正确的姿势会使全身的关节和肌肉都处于正常状态,有利于全身的血液循环,并有效刺激骨骼板,使骨头和肌肉更加健康地生长。

姿势不佳还会使人看起来比实际身高要矮。请记住,即使身高相同,但直起腰、昂首挺胸走路的人比驼背的人看起来更高、更威风。

1. 正确姿势的根本——抬头挺胸

挺胸抬头,下巴微抬,肩膀和腰放松,骨盆向后微翘,要保持正确姿势最起码要做到这几点。

2. 屁股放松

平时所坐的椅子座位的高度要和膝盖以下的腿长一致。如果腿的长度比座位高,腿就会被迫蜷曲起来或张开;同样，如果椅子座位太高，腿够不到地面，会让人很不舒服，这些姿势都会影响到骨盆和腰部。

选择椅子时，最好能够选择座位平面能适应屁股曲线的椅子，如果再放上一个适度柔软的坐垫会更有利于血液循环。对孩子来说，最好选择有靠背的椅子，且靠背的高度与胸部高度齐平也有助于帮助孩子保持正确的坐姿，或者选择靠背能与脊背曲线相适合的椅子也可以。

3. 每次坐的时间不宜太长

长时间坐立也会阻碍血液循环，所以，孩子在学习时应每隔50~60分钟就起立活动活动身体，再继续学习。坐着时，也可以经常动动脖子和脚腕，闭目养神片刻，或者做些简单的伸展运动，舒展一下肌肉和韧带，还能缓解学习的紧张情绪。

4. 步行也有助于长高吗

步行的姿势很重要。每天以正确的姿势步行20分钟有利于身高的增加。

步行时，稍微挺胸，肚子向上提，屁股不要下垂。轻轻地伸展迈出去的那条腿的膝盖,落地时后脚跟先着地。这时腿不要向内或外侧晃动,稳稳地站立。

走路时两腿的最佳间距是5厘米~7厘米。脖子用力使头不要前后左右摇动,眼睛直视前方,端正身体,表情也要愉悦。两只胳膊自然下垂,轻轻地前后摆动,与腿的运动相协调。

5. 双肩包是最好的书包

推荐让孩子背双肩书包。双肩包可以把负重的力量平分到双肩,不会给脖子、背、腰间肌肉和关节过多的压力,孩子也会感觉比较舒服,容易保持正确的姿势。背单肩包容易形成一边肩高一边肩矮的不对称体形,要慎用。

附录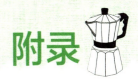

为孩子制订健康的食谱

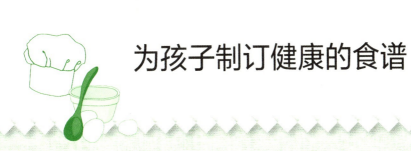

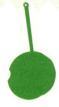 **食谱构成的要领**

我们常吃的食谱基本由早餐、午餐、晚餐和午餐与晚餐之间的一次中间加餐共四餐组成。很多托儿所、幼儿园或学校会给孩子提供午餐和加餐,所以家长主要准备早餐和晚餐就可以了。

制作菜谱最需要注意的是,三餐和零食的材料以及烹调方法不能重复。孩子均匀摄入多种食物,才能达到营养均衡,也不容易出现偏食或挑食。多变化食物种类和烹饪方法,不仅能让孩子养成良好的饮食习惯,也有利于促进味觉的发育。

能促进激素分泌的食物真的不能吃吗

豆类、牛奶、鸡蛋、鸡肉、贝类等食物有促进女性激素分泌的功效,难道孩子就不能吃了吗?这些食物中都含有丰富的营养元素,到底怎么吃成为了很多父母苦恼的问题。

事实上,就像前面所谈到的,在没有出现性早熟之前,孩子是可以放心地吃上述食物的,但要注意每种应均衡摄入。且一天几顿饭最好变着花样吃,将这些有营养的食物做成不同的菜肴,并分在不同餐吃即可。

不要强迫孩子吃杂粮饭

很多父母都喜欢在蒸白米饭时加入杂粮。当然从营养层面上来讲这种杂粮饭是极好的,但是强迫很小的孩子吃杂粮饭或糙米饭,孩子反而会觉得白米饭没什么味道了,而且吃多了也容易消化不良。最好的办法是逐渐增加杂粮的分量，刚开始可以加一些黑米、小米或豌豆等，待孩子熟悉了这种口味后，可以酌情增加杂粮的量。

小菜的种类要经常变换

一般小菜、汤或者炖菜中的材料根据情况或季节随意调换便可。在韩国，大酱汤中通常放绿黄色的蔬菜，所以根据季节不同可以交替使用野葵、茖荙菜、菠菜、干菜、大白菜、春白菜、艾草等蔬菜。

反复检查菜谱，合理调节食物中所含热量

父母都希望孩子吃美味的食物，但是孩子吃太多就很容易发胖，为此就需要明确菜单中食物所含的热量并合理计

划。例如，如果计划晚上吃热量较高的食物，那么午饭和中间加餐就简单吃一点儿；如果午饭或中间加餐吃了炒饭或油炸类食品，那么晚餐简单吃一点儿就可以了。

为孩子制订的30天健康食谱

- 💚 饭　是指米饭或单种饮食类食物。
- 💚 汤　是指汤类。
- 💚 主　是指主菜。
- 💚 副　是指小菜或副菜（辅助菜品）。

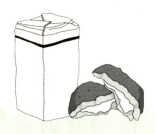

第一天 **早饭**

- 饭　黑米饭
- 汤　莙荙菜汤
- 辅食　鸡蛋卷、炒小银鱼、酱黄豆、泡菜

午饭

- 饭　海苔丝饭团
- 汤　鱼丸汤
- 辅食　小萝卜泡菜

间食　南瓜煎饼、牛奶

晚饭

- 主食　酱猪肉烧烤
- 饭　玄米饭
- 汤　豆芽汤
- 辅食　拌菠菜、生菜叶、泡菜

早饭

- ♥ 饭　玄米饭
- ♥ 汤　海带牛肉汤
- ♥ 辅食　烤三文鱼、凉拌萝卜丝、海苔片、泡菜

午饭

- ♥ 饭　牛肉盖饭
- ♥ 辅食　萝卜块泡菜

间食　芝士条、鲜榨果汁

晚饭

- ♥ 饭　黑米饭
- ♥ 汤　蛤仔软豆腐汤
- ♥ 辅食　酱猪肉料理、凉拌绿豆芽、泡菜

第三天 早饭

- 饭　黑米饭
- 汤　大酱汤
- 辅食　凉拌绿豆芽、酱猪肉料理、泡菜

午饭

- 饭　蛤仔刀削面
- 辅食　鲜辣白菜

间食　蒸糕、牛奶

晚饭

- 主食　炸牛肉卷
- 饭　玄米饭
- 汤　日式大酱汤
- 辅食　凉拌菠菜、泡菜

第四天 早饭

- ♥ 饭　　小米饭
- ♥ 汤　　豆芽汤
- ♥ 辅食　凉拌菠菜、酱银鱼、鸡蛋卷、泡菜

午饭

- ♥ 饭　　海鲜乌冬面
- ♥ 汤　　日式大酱汤
- ♥ 辅食　蟹肉奶油炸丸子、萝卜块泡菜

间食　烤地瓜、牛奶

晚饭

- ♥ 主食　韩牛蘑菇烧烤
- ♥ 饭　　小米饭
- ♥ 汤　　蛤仔大酱汤
- ♥ 辅食　凉拌苏子叶、糖蒜、生菜叶

第五天 早饭

- ♥ 饭　玄米饭
- ♥ 汤　虾仁菠菜大酱汤
- ♥ 辅食　蘑菇炒牛肉、凉拌萝卜丝、泡菜

午饭

- ♥ 饭　西红柿鸡肉咖喱
- ♥ 辅食　西蓝花蘑菇沙拉、玉米煎饼

间食　烤长条年糕、蜂蜜、米酿饮料

晚饭

- ♥ 主食　酱鸡肉
- ♥ 饭　玄米饭
- ♥ 汤　海带汤
- ♥ 辅食　地瓜三明治、泡菜

第六天

早饭

- ♥ 饭　白米饭
- ♥ 汤　蛤仔软豆腐酱汤
- ♥ 辅食　酱莲藕、凉拌菠菜、金枪鱼圆煎饼、泡菜

午饭

- ♥ 主食　汉堡牛排
- ♥ 饭　黄油炒饭
- ♥ 辅食　炸土豆片、腌小黄瓜

间食　拔丝地瓜、牛奶

晚饭

- ♥ 饭　调味大酱拌饭
- ♥ 辅食　凉拌豆芽、烤三文鱼、煎豆腐、泡菜

早饭

- ♥ **饭** 黑米饭
- ♥ **汤** 白菜大酱汤
- ♥ **辅食** 腌鹌鹑蛋、鱿鱼丝、海苔、泡菜

午饭

- ♥ **饭** 不辣的海鲜辣汤面
- ♥ **辅食** 日式腌萝卜

间食 舀着吃的酸奶、时令水果

晚饭

- ♥ **主食** 猪排
- ♥ **饭** 黑米饭
- ♥ **辅食** 卷心菜沙拉、通心粉沙拉、萝卜块泡菜

第八天 **早饭**

- ♥ 饭　黑米饭
- ♥ 汤　豆芽汤
- ♥ 辅食　炒土豆、酱牛蒡、黄瓜泡菜

午饭

- ♥ 饭　炒韩牛米线
- ♥ 汤　虾仁鸡蛋汤
- ♥ 辅食　泡菜

间食　煮的土豆、辣椒酱

晚饭

- ♥ 主食　白切猪肉
- ♥ 饭　黑米饭
- ♥ 汤　锦葵大酱汤
- ♥ 辅食　凉拌苋菜、酸泡菜

早饭

- ♥ **饭** 黑米饭
- ♥ **汤** 牛肉汤
- ♥ **辅食** 炒南瓜、腌小银鱼花生、海苔片、泡菜

午饭

- ♥ **饭** 海鲜炒饭
- ♥ **汤** 清海带汤
- ♥ **辅食** 萝卜块泡菜

间食　甜南瓜粥

晚饭

- ♥ **主食** 烤牛肉
- ♥ **饭** 玄米饭
- ♥ **汤** 小银鱼大酱汤
- ♥ **辅食** 炒虾仁蒜薹、凉拌苏子叶、炒平菇、泡菜

第十天 早饭

- 饭　玄米饭
- 汤　牛肉海带汤
- 辅食　炒土豆、凉拌黄瓜、煎豆腐、泡菜

午饭

- 饭　荞麦面条
- 辅食　玉米土豆煎饼、圆白菜泡菜

间食　蒸饼、牛奶

晚饭

- 饭　鸡肉焗饭
- 汤　洋葱汤
- 辅食　西蓝花沙拉、酸黄瓜

第十一天 早饭

- 饭　玄米饭
- 汤　泡菜豆芽汤
- 辅食　炒海带条、鸡蛋卷、拌菠菜、泡菜

午饭

- 饭　豆芽饭、野蒜调料酱
- 汤　牛肉大酱汤
- 辅食　拌菠菜、泡菜

间食　炸薯条、果汁

晚饭

- 主食　烤鲅鱼
- 饭　玄米饭
- 汤　冬白菜大酱汤
- 辅食　腌鹌鹑蛋、炒南瓜、泡菜

第十二天 早饭

- ♥ 饭　黑米饭
- ♥ 汤　明太鱼汤
- ♥ 辅食　炒南瓜、拌黄瓜、炒蒜薹、泡菜

午饭

- ♥ 饭　海鲜蛋包饭
- ♥ 辅食　西蓝花沙拉、酸黄瓜

间食　煎饺子、大麦茶

晚饭

- ♥ 主食　烤猪颈肉
- ♥ 饭　黑米饭
- ♥ 汤　豆芽汤
- ♥ 辅食　炒年糕、腌花生、凉拌萝卜丝、泡菜

第十三天 早饭

- ♥ 饭　黑米饭
- ♥ 汤　黄豆渣酱汤
- ♥ 辅食　萝卜丝、炒小银鱼、海苔、泡菜

午饭

- ♥ 主食　即食咖喱
- ♥ 饭　小米饭
- ♥ 辅食　洋莴苣沙拉

间食　炒年糕、牛奶

晚饭

- ♥ 主食　炸鱼排
- ♥ 饭　小米饭
- ♥ 汤　日式大酱汤
- ♥ 辅食　圆白菜沙拉、松仁玉米

早饭

- ♥ **饭** 黑米饭
- ♥ **汤** 虾米萝卜汤
- ♥ **辅食** 拌鹿尾菜、酱猪肉、炒南瓜、泡菜

午饭

- ♥ **饭** 泡菜炒饭
- ♥ **辅食** 荷包蛋、萝卜片泡菜

间食 土豆煎饼、大麦茶

晚饭

- ♥ **主食** 烤比目鱼
- ♥ **饭** 白米饭
- ♥ **汤** 牛肉大酱汤
- ♥ **辅食** 凉拌蕨菜、酱黄豆、泡菜

第十五天 早饭

- ♥ **饭** 白米饭
- ♥ **汤** 土豆汤
- ♥ **辅食** 酱猪肉、拌海青菜、鱿鱼丝、海苔、泡菜

午饭

- ♥ **饭** 芝士紫菜包饭
- ♥ **汤** 豆芽汤
- ♥ **辅食** 萝卜片水泡菜

间食 南瓜面包、牛奶

晚饭

- ♥ **主食** 糖醋三文鱼
- ♥ **饭** 小米饭
- ♥ **汤** 土豆鸡蛋汤
- ♥ **辅食** 炒南瓜、凉拌萝卜、腌黄瓜、泡菜

早饭

- ♥ 饭　小米饭
- ♥ 汤　泡菜豆芽汤
- ♥ 辅食　煎豆腐、炒海带条、泡菜

午饭

- ♥ 饭　西红柿汁意大利面
- ♥ 辅食　酸黄瓜

间食　年糕串、调料酱、牛奶

晚饭

- ♥ 主食　营养人参鸡汤
- ♥ 饭　糯米饭
- ♥ 辅食　糖蒜、泡菜

第十七天 早饭
- ♥ 饭 红豆饭
- ♥ 汤 鱼糕汤
- ♥ 辅食 土豆煎饼、酱牛肉、凉拌黄瓜、泡菜

午饭
- ♥ 主食 饺子
- ♥ 饭 拌面
- ♥ 辅食 醋腌萝卜、萝卜片水泡菜

间食 南瓜煎饼、大麦茶

晚饭
- ♥ 饭 黑米饭
- ♥ 汤 金枪鱼火腿泡菜大酱汤
- ♥ 辅食 海青菜煎饼、凉拌萝卜丝、泡菜

第十八天 早饭

- ♥ 饭　黑米饭
- ♥ 汤　海虹海带汤
- ♥ 辅食　烧豆腐、凉拌西葫芦菜、泡菜

午饭

- ♥ 饭　猪肉炸酱盖饭
- ♥ 辅食　小萝卜泡菜

间食　蜜糕、牛奶

晚饭

- ♥ 主食　炸鸡沙拉
- ♥ 饭　黄油炒饭
- ♥ 辅食　土豆沙拉、酸黄瓜

第十九天 早饭

- 饭　豆饭
- 汤　冬白菜大酱汤
- 辅食　鸡蛋糕、拌菠菜、腌牛蒡、泡菜

午饭

- 饭　年糕饺子汤
- 辅食　南瓜煎饼、小银鱼拌辣椒酱、煮苏子叶、泡菜

间食　粗粮麦片粥、牛奶

晚饭

- 主食　炖猪肉排骨
- 饭　玄米饭
- 辅食　凉拌菠菜、凉拌茄子条、泡菜

第二十天 早饭

- 💚 **饭** 黑米饭
- 💚 **汤** 豆腐大酱汤
- 💚 **辅食** 金枪鱼泡菜煎饼、煮地瓜、拌鹿尾菜、泡菜

午饭

- 💚 **饭** 牛肉烩饭
- 💚 **辅食** 萝卜块泡菜

间食 烤饼、枫糖浆、牛奶

晚饭

- 💚 **主食** 烤黄花鱼
- 💚 **饭** 黑米饭
- 💚 **汤** 冬白菜大酱汤
- 💚 **辅食** 拌黄瓜、炒南瓜、蘑菇拌粉条、泡菜

早饭

- ♥ **饭** 黑米饭
- ♥ **汤** 牛肉萝卜汤
- ♥ **辅食** 炒小银鱼、凉拌绿豆芽、蒸苏子叶、泡菜

午饭

- ♥ **饭** 泡菜面条、海苔撕条饭团
- ♥ **辅食** 萝卜片包火腿培根

间食 全麦糖饼、牛奶

晚饭

- ♥ **主食** 烤五花肉
- ♥ **饭** 玄米饭
- ♥ **汤** 泡菜汤
- ♥ **辅食** 炒土豆、拌橡子凉粉、生菜包饭、泡菜

第二十二天 **早饭**

- ♥ **饭** 黑米饭
- ♥ **汤** 泡菜豆芽汤
- ♥ **辅食** 蔬菜炒火腿、凉拌萝卜丝、煎银鱼片、泡菜

午饭

- ♥ **主食** 炸鸡腿
- ♥ **饭** 蔬菜紫菜包饭
- ♥ **辅食** 萝卜块泡菜

间食 时令水果

晚饭

- ♥ **主食** 牛肉蔬菜火锅
- ♥ **饭** 小米饭
- ♥ **辅食** 泡菜

早饭

- 💚 饭　小米饭
- 💚 汤　菠菜大酱汤
- 💚 辅食　炒平菇、鲜虾仁南瓜羹、拌海青菜、腌黄瓜

午饭

- 💚 饭　蔬菜蛋包饭
- 💚 辅食　荷包蛋、萝卜块泡菜

间食　油炸蔬菜、大麦茶

晚饭

- 💚 主食　炸鸡胸脯肉
- 💚 饭　黑米饭
- 💚 汤　菠菜大酱汤
- 💚 辅食　凉拌黄瓜、蒸苏子叶、泡菜

早饭

♥ 饭　玄米饭

♥ 汤　南瓜虾仁汤

♥ 辅食　拌绿豆凉粉、青椒炒虾仁、泡菜

午饭

♥ 饭　汉堡包

♥ 辅食　玉米沙拉、洋莴苣沙拉、酸黄瓜

间食　比萨、牛奶

晚饭

♥ 主食　煎鲐鱼

♥ 饭　玄米饭

♥ 汤　豆芽汤

♥ 辅食　鸡蛋羹、拌黄瓜、泡菜

早饭

- ♥ 饭　黑米饭
- ♥ 汤　软豆腐大酱汤
- ♥ 辅食　拌苏子叶、拌西葫芦、凉拌豆芽、泡菜

午饭

- ♥ 饭　干野菜拌饭
- ♥ 汤　豆芽汤
- ♥ 辅食　腌黄瓜

间食　粗粮麦片粥、牛奶

晚饭

- ♥ 主食　炖排骨
- ♥ 饭　黑米饭
- ♥ 汤　菠菜大酱汤
- ♥ 辅食　凉拌萝卜丝、凉拌苏子叶、泡菜

第二十六天 早饭

- ♥ 饭　玄米饭
- ♥ 汤　鲜虾鸡蛋汤
- ♥ 辅食　金枪鱼圆煎饼、杏鲍菇炒虾仁、凉拌萝卜丝、泡菜

午饭

- ♥ 饭　海带撕条饭团
- ♥ 汤　小银鱼蘑菇芝麻汤
- ♥ 辅食　萝卜块泡菜

间食　鸡蛋三明治、牛奶

晚饭

- ♥ 主食　萝卜片包牛肉蔬菜培根
- ♥ 饭　玄米饭
- ♥ 汤　茭瓜大酱汤
- ♥ 辅食　凉拌萝卜丝、凉拌黄瓜丝、蔬菜煎饼、泡菜

第二十七天

早饭

- 饭　豆饭
- 汤　黄豆粉菠菜大酱汤
- 辅食　煎豆腐、炒土豆、拌海苔片、泡菜

午饭

- 饭　宫廷炒年糕
- 辅食　凉拌粉条豆芽、腌黄瓜

间食　双孢菇汤、通心粉沙拉

晚饭

- 主食　地瓜炖鸡
- 饭　豆饭
- 汤　海带汤
- 辅食　鸡蛋卷、拌菠菜、泡菜

早饭

- 饭　黑米饭
- 汤　菠菜大酱汤
- 辅食　凉拌豆芽、煎刀鱼、炒土豆、泡菜

午饭

- 饭　蔬菜油豆腐寿司
- 汤　小银鱼泡菜汤

间食　煮的地瓜、牛奶

晚饭

- 主食　水果糖醋肉
- 饭　豆饭
- 汤　土豆汤
- 辅食　凉拌桔梗黄瓜、凉拌萝卜丝、白泡菜

第二十九天

早饭

- ♥ 饭　豆饭
- ♥ 汤　牛肉清酱汤
- ♥ 辅食　拌菠菜、煎银鱼片、鸡蛋羹、腌黄瓜

午饭

- ♥ 饭　西蓝花玉米炒饭
- ♥ 汤　日式大酱汤
- ♥ 辅食　萝卜块泡菜

间食　舀着吃的酸奶、时令水果

晚饭

- ♥ 主食　熏制烤鸭
- ♥ 饭　小米饭
- ♥ 汤　土豆汤
- ● 都市凉拌野菜、煎豆腐、凉拌芹菜、泡菜

第三十天

早饭

- 饭　大麦饭
- 汤　大酱汤
- 辅食　煎土豆、韭菜饼、炒小银鱼、凉拌萝卜丝、泡菜

午饭

- 饭　猪排盖饭
- 汤　日式大酱汤
- 辅食　萝卜块泡菜

间食　南瓜煎饼、大麦茶

晚饭

- 主食　烤秋刀鱼
- 饭　白米饭
- 汤　菠菜大酱汤
- 辅食　凉拌野菜、腌黄瓜、泡菜